朱长征　房四辈　主编
茅建民　主审

饮食营养与卫生安全

中等职业教育旅游服务类专业教材

ZHONGDENG ZHIYE JIAOYU LÜYOU FUWULEI ZHUANYE JIAOCAI

本书编写委员会

主　编　朱长征　房四辈

副主编　段晓艳　王文媛　任　俊

委　员　张　强　尹贺伟　尹　涛　谢卫国

　　　　桑宇平　黄　勇　吴　晶　卢艳丽　李大春

中国轻工业出版社

图书在版编目（CIP）数据

饮食营养与卫生安全/朱长征，房四辈主编. —北京：中国轻工业出版社，2016.8

中等职业教育旅游服务类专业教材

ISBN 978-7-5019-8335-3

Ⅰ.①饮… Ⅱ.①朱…②房… Ⅲ.①饮食营养学－中等专业学校－教材②饮食卫生－中等专业学校－教材 Ⅳ.①R151.4②R155

中国版本图书馆 CIP 数据核字（2011）第 132960 号

责任编辑：史祖福

策划编辑：史祖福　　责任终审：滕炎福　　封面设计：锋尚设计

版式设计：锋尚设计　　责任校对：晋　洁　　责任监印：胡　兵

出版发行：中国轻工业出版社（北京东长安街 6 号，邮编：100740）

印　　刷：三河市万龙印装有限公司

经　　销：各地新华书店

版　　次：2016 年 8 月第 1 版第 5 次印刷

开　　本：787×1092　1/16　　印张：7.75

字　　数：180 千字

书　　号：ISBN 978-7-5019-8335-3　　定价：18.00 元(附配套练习)

邮购电话：010－65241695　传真：65128352

发行电话：010－85119835　85119793　传真：85113293

网　　址：http://www.chlip.com.cn

Email：club@chlip.com.cn

如发现图书残缺请直接与我社邮购联系调换

160902J3C105ZBW

序

在我国“十一五”渐行渐远的脚步声中，我们迎来了期盼已久的“十二五”。过去的“十一五”，我国的中等职业教育取得了极其辉煌的成就，其中，中等职业教育的教材改革与建设起到了举足轻重的作用。中国轻工业出版社秉承优良的传统理念，在积极推进我国中等职业教育的改革中不遗余力，尽自己之所能鼎力支持我国中等职业教育的改革事业。为此，中国轻工业出版社在国家有关职业教育部门的指导下，特组织国内众多中等职业学校的顶尖烹饪专业教师，在全面总结“十一五”中等烹饪专业教材改革经验的基础上，存优汰劣，取长补短，大胆取舍，重新编写出版中等职业教育烹饪专业“十二五”规划系列教材，为我国中等职业教育的烹饪专业教学改革发挥引领作用，同时为“十二五”中等职业教育烹饪专业教学提供一套全新的、具有时代精神的、符合我国职业教育特色的专业教材。

本套教材在编写过程中，我们按照《教育部关于推进中等职业教育教学改革创新全面提高人才培养质量的意见（征求意见稿）》中规定的培养目标和要求，对编写内容进行了认真负责的探讨和论证，在突出中等职业教育特征的基础上，尽可能地吸收烹饪科学教学体系与我国餐饮业发展的最新研究成果和信息。但毕竟由于编写者理解能力与知识结构所限，加之我国烹饪技术体系南北有所差异，书中肯定存在这样或那样的问题，而书中的许多内容还有待于进一步的提炼与完善。

本套教材在编写过程中，各书作者参考、引用了国内外许多同类教材和相关的著作，其书目已分别列在各单本教材之后，在此谨一并向被参考、引用各书的著作者表示衷心的感谢。同时，在本教材的编写过程中更得到了各参编学校领导、教师、专家们的大力支持，更有中国轻工业出版社领导与编辑人员的积极工作以及给予编写人员的大力支持和鼓励，在此一并表示衷心的感谢。

赵建民

前言

2010年颁布的《国家中长期教育改革和发展规划纲要（2010－2020）》提出，到2020年要形成现代职业教育体系，满足人民群众接受职业教育的需求，满足经济社会对高素质劳动者和技能型人才的需要，即“一形成、两满足”的职业教育改革发展战略目标。为适应职业教育的需要、更好地培养第三产业专业技能人才编写此教材。

本教材在编写中以“联系实际、深化概念、注重应用、培养创新”为原则，编写力求从现代营养学和卫生学的角度阐述饮食营养与卫生安全的基本理论、基本知识和基本技能，把现代营养学和卫生学的理论应用于餐饮业实践中。教材内容包括营养学和卫生学两大部分，共分七个项目。营养学主要介绍营养学基础知识、各种原料的营养价值、合理营养、平衡膳食与营养食谱设计。卫生学主要介绍食品卫生学基础知识、食源性疾病及其预防和饮食卫生与安全管理。

本教材在编写过程中体现以下特点：

第一，坚持对学生进行实践能力的培养，突出职业技术教育特色。

第二，根据现代科技的发展，合理更新教材内容，使教材具有鲜明的时代性。

第三，教材尽量采用图表等各种方式进行表述，以增强教材的吸引力。

第四，根据技能鉴定考试的要求，在思考题的编排上进行了体现。

本教材思考题单独成册，方便教师、学生使用。

本教材由郑州市商业技师学院朱长征、房四辈担任主编，郑州市商业技师学院段晓艳、北京工贸技师学院王文媛和溧阳市职业技术学校任俊担任副主编，郑州市商业技师学院张强、尹贺伟、尹涛、谢卫国，溧阳市职业技术学校黄勇、卢艳丽，苏州市吴中区旅游职业学校桑宇平、无锡旅游商贸高等职业技术学校吴晶和北京市商务管理学校李大春共同参加本书的编写工作。全书由房四辈统稿、整理。本书由江苏省扬州市商务高等职业学校茅建民主任担任主审。

由于编者水平所限，加上时间仓促，书中错误、不妥之处在所难免，恳请有关专家、兄弟院校同仁及广大读者斧正。

编者

2011年6月

目录

模块一

营养学基础知识及其烹饪应用

项目一 营养学基础知识

学习目标

1 掌握营养和营养素的概念

2 掌握七大营养素的生理功能

3 了解七大营养素的食物来源

案例导入

远在7000多年前，中国就对营养学进行相关研究。最初的研究是从判定食物是否有毒开始的。神农尝百草的最初目的是确认食物是否有毒。3000年前《黄帝内经》将中国的古老营养学再次推进，并提出：五谷为养，五果为助，五畜为益，五菜为充，气味和而服之，以补精益气。2000年前西方医学之父希波克拉底，则提出了多吃食物少吃药，提前预防疾病为主的思想："把你的食物当药物，而不是把你的药物当食物。"

案例思考

人类对饮食的研究有悠久的历史，在实践中逐渐归纳总结出食物与健康的关系，逐步掌握了食物与人体健康的关系，人的一生大约要吃60吨左右的食物，这些食物中含有哪些物质？它们对人体健康有何影响？

任务1 人体必需营养素

任务驱动

1 什么是营养？

2 人体中的营养素有什么作用？

知识链接 营养是指食物中的营养物质被人体摄取利用以满足机体生理需要的生物学过程。

营养素是人类为了维持正常的生理功能，满足劳动及工作的需要必须从食物中摄取的能供给人体营养的有效成分。

人体所需要的营养素主要包括：蛋白质、脂类、碳水化合物、矿物质、维生素、水和膳食纤维七大类。其中，蛋白质、脂肪和碳水化合物因为可以产生热量，合称为“三大产能营养素”。

一、蛋白质

（一）蛋白质的组成

蛋白质的化学组成是一种结构复杂的含氮高分子有机化合物，其组成元素主要有碳、氢、氧、氮四种，有些蛋白质还含有硫、磷、铁、镁、碘等其他元素，组成结构更为复杂的蛋白质。

人体需要不同种类的蛋白质，组成蛋白质的基本单位是氨基酸，二十多种氨基酸联合作用构成了蛋白质的主要生理功能。根据氨基酸能否在人体内合成，分为“必需氨基酸”和“非必需氨基酸”。

必需氨基酸：人体不能合成或合成速度远不能满足机体需要，而必须从食物中摄取的氨基酸。对于成人所需的必需氨基酸有八种，包括：异亮氨酸、亮氨酸、蛋氨酸、苯丙氨酸、苏氨酸、赖氨酸、色氨酸和缬氨酸。此外，对于婴儿来说组氨酸也是必需的，因此，婴儿的必需氨基酸为9种。

非必需氨基酸：这类氨基酸并非人体不需要，人体可以自身合成或者人体可以将其他氨基酸转变而成，不一定非由食物供给的氨基酸。如：酪氨酸可由苯丙氨酸转变而成，胱氨酸可由蛋氨酸转变而成。非必需氨基酸对人体来说有：甘氨酸、丙氨酸、谷氨酸、组氨酸、酪氨酸、胱氨酸、丝氨酸、脯氨酸、天冬氨酸和精氨酸等。

（二）蛋白质的营养分类

食物中蛋白质所含的氨基酸种类和质量分数上存在差异，其营养价值也不相同。根据蛋白质营养价值的高低，可将蛋白质分为完全蛋白质、半完全蛋白质、不完全蛋白质三大类。

完全蛋白质所含的必需氨基酸种类齐全，数量充足，相互间的比例也适当，是近似于人体蛋白质的氨基酸模式，是一种质量优良的蛋白质，能够维持生命和促进生长发育。

大多数动物性食物的蛋白都属于完全蛋白质，如奶类、蛋类、鱼类、家禽类肌肉部分的蛋白质；植物性食物中，大豆的蛋白质也属于完全蛋白质。

半完全蛋白质是指那些所含有的必需氨基酸种类尚全，但含量不均，相互比例不合适，不能完全满足人体的需要，仅能维持生命的一类蛋白质。例如，小麦中的麦胶蛋白，其含赖氨酸很少，属于半完全蛋白质。

不完全蛋白质是指那些所含有的必需氨基酸种类不全，既不能维持生命也不能促进生长发育的一类蛋白质。如胶原蛋白。

（三）蛋白质的互补作用

人体合成蛋白质所需要的氨基酸的比例是固定的，食物提供的氨基酸的种类和比例与人体蛋白质氨基酸模式有一定差异，食物蛋白质中一种或几种必需氨基酸含量相对较低，导致其他的必需氨基酸在体内不能被充分利用而浪费，造成其蛋白质营养价值较低，我们把这种含量相对较低的必需氨基酸称为限制氨基酸。由于食物蛋白质中限制氨基酸的种类和数量各不相同，如将几种食物进行混合，能够取长补短，使其必需氨基酸的构成更接近人体需要量模式，从而提高蛋白质在体内的利用率，这种作用称为蛋白质的互补作用。

蛋白质中含有多种必需氨基酸，必需氨基酸的种类和质量存在差异，在营养学上用氨基酸模式来反映这种差异。所谓氨基酸模式是指某种蛋白质中各种必需氨基酸的构成比例。当食物蛋白质模式与人体蛋白质越接近时，必需氨基酸被机体利用的程度也越高。反之，食物蛋白质中一种或几种必需氨基酸的含量过少，将导致其他的必需氨基酸不能被机体充分利用。因此我们可以将两种或两种以上的食物混合食用，以相互弥补其必需氨基酸的不足，提高膳食蛋白质的营养价值。例如：大米缺乏赖氨酸，大豆蛋白富含赖氨酸、相对色氨酸不足，玉米色氨酸含量丰富。大豆、玉米、大米单独食用时，其蛋白质的生物价分别为57、60、57，但当三者按20%、40%、40%的比例混合食用时，其蛋白质生物价可提高到73%，从而大大提高了蛋白质的利用率。表1-1所示为生活中常见食品的必需氨基酸含量，日常膳食中可合理搭配，以提高蛋白质的利用率。

表 1－1　常见食品的必需氨基酸（每100g食物所含毫克数）含量

氨基酸	鸡蛋	猪肉（瘦）	牛奶	大豆	面粉	粳米
异亮氨酸	639	857	145	1907	384	257
亮氨酸	1175	1629	305	3631	763	610
赖氨酸	715	1629	237	2293	262	255
蛋氨酸	433	557	88	409	151	125
苯丙氨酸	715	805	150	1800	478	344
苏氨酸	664	1019	142	1615	328	280
缬氨酸	866	1134	215	1823	454	394
色氨酸	204	268	42	462	122	122

（四）蛋白质的功能

1．构成机体主要成分

蛋白质是一切生命的物质基础，是机体细胞的重要组成部分，是人体组织更新和修补的主要原料。人体的一切组织、器官等都含有蛋白质。从怀孕起，蛋白质就形成了机体大多数结构的组成成分。例如：为了形成骨骼或牙齿，细胞首先要排列胶原蛋白质基质，然后用钙、磷、镁、氟和其他矿物质充填基质；当衰老的皮肤细胞死亡时，由蛋白质组成的新细胞从皮下生长等。

2．构成体内各种重要的生理活性物质

生物体内的各种生命现象和生物活性物质，几乎都离不开蛋白质。如绝大多数酶是蛋白酶，酶在合成代谢和分解代谢中起着重要的催化作用；有些激素是蛋白质，如胰岛素、生长激素、甲状腺激素等，它们调节着各种生理过程并维持着内环境的稳定；有些可溶性蛋白质可维持体液和电解质平衡，调节酸碱平衡；蛋白质可作为运输物质的载体，如血红蛋白运输氧，脂蛋白运输脂类，有些蛋白质运输维生素和矿物质；包括抗体和细胞因子的各种免疫物质可以抵御外来微生物和其他有害物质的入侵；血液的凝固和视觉形成等重要的生理活动，都与蛋白质密切相关。

3．修补人体组织

人体的细胞处于永不停息的衰老、死亡、新生的新陈代谢过程中。例如年轻人的表皮28天更新一次，而胃黏膜两三天就要全部更新。而细胞的更新需要蛋白质作为主要原料，所以一个人如果蛋白质的摄入、吸收、利用都很好，那么皮肤就是光泽而又有弹性的。反之，人则经常处于亚健康状态。组织受损后，不能得到及时和高质量的修补，便会加速机体衰退。

4．供给能量

蛋白质作为三大产能营养素之一，当机体需要时，可以被分解释放能量。1g蛋白质在体内约产生16.7kJ（4.0kcal）的能量。

（五）食物来源及供给量

蛋白质的良好食物来源有：肉类（如：畜、禽、鱼类），奶类（如：鲜奶，奶粉），蛋类，干豆类等。

成人一般蛋白质摄入量占膳食总热量的10%~15%，儿童、青少年因生长需要，蛋白质的摄入量可适量增加。

二、脂类

脂类是脂肪和类脂的总称，主要含有碳、氢、氧三种元素。脂类主要包括甘油三酯、磷脂和胆固醇。

（一）脂类的种类

1. 脂肪

脂肪是由一个甘油分子和三个脂肪酸分子组成的酯，因此又称甘油三酯，其中脂肪酸的种类很多，目前已知存在于自然界中的脂肪酸有40种。根据脂肪酸的结构，可将它们分为饱和脂肪酸和不饱和脂肪酸两大类。

饱和脂肪酸是指构成脂肪酸的碳链上不含有双键的脂肪酸。

不饱和脂肪酸是指碳链上相邻的两个碳原子间含有不饱和双键的脂肪酸。要据所含双键的多少可将不饱和脂肪酸分为单不饱和脂肪酸和多不饱和脂肪酸。单不饱和脂肪酸只含有一个双键，多不饱和脂肪酸含有两个或两个以上双键。

饱和脂肪酸在动物性脂肪中含量高，不饱和脂肪酸在植物性原料中含量高，鸡和鱼中也含有一定量的不饱和脂肪酸（表1-2）。

表1-2　常用食用油的脂肪酸含量

食用油	脂肪含量/（g/100g）	组成		
		饱和脂肪酸含量/%	单不饱和脂肪酸含量/%	多不饱和脂肪酸含量/%
豆油	100.0	14.8	20.9	62.3
花生油	100.0	21.2	41.5	37.6
芝麻油	100.0	12.5	40.9	46.6
菜籽油	100.0	4.5	74.0	21.5
猪油	99.0	42.7	45.6	8.5
黄油	82.5	58.3	34.3	5.8

必需脂肪酸是指人体需要但不能自身合成，必须由食物供给的脂肪酸。

必需脂肪酸包括：亚油酸、亚麻酸、花生四烯酸。

亚油酸主要存在于植物种子油中，亚麻酸在大豆油中含量高，花生四烯酸多存在于动物性脂肪中。

2. 磷脂

磷脂是指甘油三酯中一个或两个脂肪酸被含有磷酸的其他基团取代的脂类物质。除甘油三酯外，磷脂在人体内是最大的脂类。它是构成细胞膜的成分。

3. 胆固醇

胆固醇广泛存在于各种动物性原料中，人体自身也可以合成，主要在肝脏和小肠内合成，合成的数量取决于人体的需要量和食物中的含量。

人体一般不会缺乏胆固醇，如果摄入过多，则不利于人体健康。

（二）脂类的生理功能

1．提供热能

每1g的脂肪在体内可分解产生38kJ（约9.0kcal）的热量。

2．保护脏器

人体内脂肪组织对器官有支撑和衬垫作用，可保护内部器官免受外力伤害。

3．构成机体的重要成分

脂肪是构成人体细胞的主要成分，如：糖脂是人脑和神经组织的组成成分。

4．促进脂溶性维生素的吸收

食物脂肪中含有多种脂溶性维生素，这些维生素随着脂肪的吸收而被吸收。

5．提供必需脂肪酸

食物脂肪中有一定量的必需脂肪酸，如亚油酸、亚麻酸、花生四烯酸等。如果生物体缺乏这些必需脂肪酸就会影响其代谢，降低其抵抗力，并使生长停滞。

（三）脂肪的食物来源及供给量

膳食脂肪主要来源于动物性原料和植物种子。如：猪油、牛油、羊油、花生、玉米、大豆等。

成人的脂肪摄入量一般占总热能摄入量的20%~30%，必需脂肪酸的摄入量一般认为应不少于总热能的3%。

三、碳水化合物

碳水化合物又称糖类，主要由碳、氢、氧三种元素组成。

（一）碳水化合物的分类

根据糖类的分子结构和组成不同，可分为单糖、双糖、寡糖和多糖4类。

1．单糖

食物中的单糖主要有葡萄糖、果糖、半乳糖（表1-3）。

表1-3　食物中单糖的来源和作用

单糖种类	食物来源	作　用
葡萄糖	主要存在于植物性原料中，一般水果中含量最为丰富，如：柑橘、西瓜、葡萄等	为人体血糖的主要构成成分，在体内氧化可释放能量供机体利用
果糖	主要存在于蜂蜜和水果中	果糖在人体内转变为肝糖原，然后分解成葡萄糖，被人体吸收
半乳糖	很少以单糖形式存在于食品中	为构成神经组织的重要成分，它在人体内转变成肝糖原后被利用

2. 双糖

双糖是由两分子单糖缩合而成。双糖味甜，多为结晶体，易溶于水，不能直接被人体吸收。天然食物中常见的双糖有蔗糖、乳糖、麦芽糖。

（1）蔗糖　蔗糖是由一分子葡萄糖与一分子单糖脱水缩合而成的，在甘蔗和甜菜中含量特别丰富，我们日常生活中用的红糖、白糖均为蔗糖。

（2）麦芽糖　麦芽糖是由两分子葡萄糖缩合而成，在各种谷类种子发出的芽中含量较多，以麦芽中含量最高，所以叫麦芽糖。淀粉在酶的作用下可降解生成大量的麦芽糖。

（3）乳糖　乳糖是由一分子葡萄糖与一分子半乳糖缩合而成的。乳糖主要存在于乳类乳制品中。乳糖在肠道中吸收较慢，它有利于乳酸菌的生长繁殖。

3. 寡糖

寡糖又称低聚糖，是由3~10个单糖构成的一类小分子多糖。比较重要的寡糖是存在于豆类食品中的棉子糖和水苏糖，前者是由葡萄糖、果糖和半乳糖构成的三糖，后者是在棉子糖的基础上加上半乳糖缩合而成的四糖。这两种糖都不能被肠道消化酶分解，但可被肠道中的细菌代谢产生气体和其他的产物，引起人体胀气。

4. 多糖

多糖是由10个以上单糖脱水结合而成的大分子化合物。营养学上比较重要的多糖有糖原和淀粉。

（1）糖原　糖原存在于人和动物体内，由肝脏和肌肉合成和储存，也称动物淀粉。它是一种含有多个葡萄糖分子构成的动物多糖，肝脏中的糖原可分解为葡萄糖以维持正常的血糖浓度，肌肉中的糖原可提供肌体运动肝需要的能力。

（2）淀粉　淀粉是由许多葡萄糖组成的，主要贮存在植物细胞中，谷类、豆类、硬果类和块茎类等植物性原料中淀粉含量丰富。淀粉是当今人类膳食中热能的主要来源。

（二）碳水化合物的生理功能

1. 供给和贮存热能

作为热能营养素，碳水化合物比脂肪和蛋白质易消化吸收，且产能快、更经济。碳水化合物是目前世界上来源最广、使用最多的热能营养素。糖原在肝脏和肌肉中合成并储存，分别叫做肝糖原和肌糖原，它是人和动物体内储存糖的主要形式。一旦机体需要，肝脏中的糖原可分解为葡萄糖进入血液，提供机体，尤其是红细胞、脑和神经组织对能量的需要。肌肉中的糖原只供自身的能量需要。

2. 构成机体的重要成分

碳水化合物是细胞膜的糖蛋白、神经组织的糖脂以及传递遗传的脱氧核糖核酸（DNA）的重要组成成分。

3. 抗生酮作用

脂肪在体内代谢需要碳水化合物的参与。脂肪在体内代谢所产生的乙酰基必须与草酰乙酸结合进入三羟酸循环中才能被彻底氧化，而草酰乙酸是由糖代谢产生，因此如果膳食中碳水化合物的摄入量过少，草酰乙酸供应相应减少，导致脂肪氧化不全而产生过多的酮体在体内积聚，引起酮血症。碳水化合物的充分供给能使酮体生成减少，从而防止了机体酮体的积累。为防止酮症的产生，人体每天至少需要50~100g的碳水化合物。

4. 节约蛋白质作用

当碳水化合物供应不足时，机体为了满足自身对葡萄糖的需要，将通过糖原异生作用将蛋白质转化成葡萄糖，从而满足人体对能量的需求。碳水化合物是机体最直接、最经济的能量来源。若食物能提供足量的可利用碳水化合物时，人体首先利用它作为能量来源，从而避免蛋白质通过糖原异生作用将蛋白质转化成葡萄糖，使更多的蛋白质参与组织构成等更重要的生理功能。

（三）碳水化合物的食物来源及供给量

碳水化合物的主要食物来源是谷类和根茎类食品，如：水稻、小麦、玉米、大麦、燕麦、高粱、土豆、山药等。此外蔬菜和水果也还有少量的单糖，也是纤维素和果胶的主要来源。

碳水化合物的供给量一般认为占总能量摄入量的55%~65%。

四、矿物质

人体组织中几乎含有自然界存在的各种元素，其中除碳、氢、氧和氮主要以有机物的形式存在外，其余的各种元素统称为矿物质，也叫无机盐或灰分。

（一）矿物质的分类

根据矿物质在人体中的含量多少可分为常量元素和微量元素。

1. 常量元素

常量元素又称宏量元素，这些矿物质在人体中的含量大于体重的0.01%，且每天需要量在100mg以上。这些元素包括硫、磷、钙、钠、钾、氯和镁七种元素。

2. 微量元素

微量元素在人体中含量小于体重的0.01%。包括：铁、锰、钴、铜、锌、硒、钼、碘、氟、钒、镍、砷、锂、硅、锡十四种元素。

（二）矿物质的生理功能

1. 构成人体组织的重要成分

无机盐在体内分布是不均匀的，如钙、磷，主要存在于骨骼和牙齿中，铁集中在细胞中，是血红蛋白及细胞色素酶的重要组成成分。

2. 调节体液的酸碱平衡

3. 维持细胞内外液渗透压的平衡

4. 参与酶的激活

铁、铜、硒、锰、锌、钼等都是金属酶的必需成分。

5. 维持神经和肌肉的兴奋性

（三）钙

钙是人体中含量最多的无机元素，正常成年人体内钙含量为850~1200g，占人体体重的1.5%~2%，其中99%存在于骨骼和牙齿中，剩余的一部分以游离或结合状态存在于软组织、细胞外液和血液中，这部分钙称为混溶钙池，这部分钙与骨骼保持动态平衡。

1. 生理功能

（1）构成骨骼和牙齿　骨骼和牙齿是人体中含钙量最多的组织，钙可增强骨骼和牙齿的硬度。

（2）维持神经与肌肉的活动　人体神经肌肉的兴奋、神经冲动的传导、心脏的正常搏动都需要钙的参与。

（3）促进体内某些酶的活性　钙对机体内许多参与细胞代谢的酶有调节作用，如三磷酸、腺苷酶、琥珀酸脱氢酶、脂肪酶等。

2. 钙的缺乏症

我国绝大多数居民易出现钙缺乏，这和我国传统的膳食结构有很大关系。钙缺乏对于不同年龄段的人群所表现出来的症状不一样。对于婴幼儿来说，缺钙会导致佝偻病，出现“X”形腿、“O”型腿、鸡胸等症状。对于妇女及老年人来说，缺钙会引起骨质疏松，出现腰背酸痛，易骨折等症状。

3. 钙的吸收

在膳食中有很多因素影响钙的吸收，主要有以下几点：

（1）膳食中的草酸、植酸　可与钙结合形成不溶性草酸钙和植酸钙，不利于钙的吸收。

（2）脂肪　摄入过多脂肪或脂肪消化不良会降低钙的吸收率。

（3）水果、蔬菜和谷类中的膳食纤维　膳食纤维摄入过多会影响钙的吸收。

（4）维生素D、乳糖、低聚糖　维生素D、乳糖、低聚糖能促进钙的吸收。

（5）蛋白质　充足的膳食蛋白质，有利于钙的吸收。

4. 钙的食物来源

在天然食物中，乳类及其制品含钙丰富，且吸收率高，是理想的钙来源。水产品中钙含量也较高，如鱼类、小虾、小虾皮等含有丰富的钙，豆类及豆制品中含钙也比较丰富，尤其是黄豆及其制品。

（四）铁

铁是人体必需微量元素中含量最多的一种，一般成年人体内含铁量为4~5g。铁在人体中分布很广，主要存在于血红蛋白中，占60%~75%，3%存在于肌红蛋白中，1%为含铁酶类。以上这些铁为功能性铁，其余的铁以铁蛋白和含铁血黄素等形式存在于肝、脾与骨髓中，约占体内铁总量的25%。

1. 铁的生理功能

铁是构成血红蛋白与肌红蛋白的成分，参与体内氧与二氧化碳的转运，交换和组织呼吸过程。铁与红细胞形成和成熟有关，骨髓造血组织中的铁，可进入幼红细胞内，参与合成血红蛋白。

2. 铁的缺乏症

人体缺铁，常可导致缺铁性贫血，婴幼儿、孕妇及乳母更易发生。缺铁会影响机体的代谢功能，使机体抵抗能力降低。铁缺乏人体常表现的症状有：乏力、面色苍白、头晕、心悸、指甲脆薄、食欲不振，学习和工作效率下降。此外，还伴有心慌、气短、眼花、精力不集中等症状。

3. 铁的吸收

人体对食物中的铁吸收率较低（表1-4）。

表1-4　不同食物中铁的吸收率

食物名称	吸收率/%	食物名称	吸收率/%
小牛肉	22	玉米	3
鱼肉	15	牛奶	10
大米	1	蛋类	3

动物性食物中的铁为血红素型铁，在动物体内与血红蛋白及肌红蛋白相结合，这类铁可被肠黏膜上皮细胞直接吸收，消化吸收率较高。

植物性食物中的铁以$Fe(OH)_3$配合物的形式存在，与其结合的有机分子有蛋白质、氨基酸和有机酸。这一类型的铁称为非血红素铁，消化吸收率较低，影响非血红素铁吸收的因素有很多，主要有以下几点：

（1）食物中的植酸、草酸和磷酸　可与铁结合形成不溶性铁盐，而降低其吸收率。

（2）茶叶和咖啡中的多酚类物质　不利于非红素铁的吸收。

（3）胃酸缺乏或过多服用抗酸药物　会阻碍铁的吸收。

（4）维生素C　维生素C的摄入有助于非血红素铁的消化吸收。当膳食中维生素C与铁的比例为5 ：1或10 ：1时，非血红素铁的消化吸收率可以提高3~6倍。

（5）某些单糖、有机酸　有利于非血红素铁的吸收。

另外，机体对铁的需要量及贮存铁的多少也会影响血红素铁和非血红素铁的吸收率。

4. 铁的食物来源

膳食中铁的良好食物来源有动物肝脏、动物血、畜肉、禽肉、鱼类。植物性原料因受植酸、草酸等因素影响消化吸收率较低。在烹调时，使用铁制炊具，一部分铁离子可溶于食物中，被人体吸收，使用铝和不锈钢材质炊具会使膳食中的铁含量减少。

（五）碘

一般成人体内含碘量为20~50mg。其中70%~80%存在于甲状腺。

1. 碘的生理功能

碘在人体内主要参与甲状腺素的合成，其生理功能主要通过甲状腺素的作用表现出来。甲状腺素是人体的重要激素，可以通过以下几个方面的作用促进、调节人体生理代谢以及促进未成年人的生长发育。

（1）促进生物氧化；

（2）调节蛋白质合成和分解；

（3）促进糖和脂肪代谢；

（4）调节水盐代谢；

（5）促进维生素的吸收和利用；

（6）增强酶的活力；

（7）促进生长发育。

成人缺碘可引发甲状腺肿大，胎儿期和新生儿期缺碘可引发呆小症。

2. 碘的缺乏症

人体碘缺乏会导致甲状腺合成不足，进一步引起垂体甲状腺激素代偿性合成分泌增加，刺激甲状腺增生、肥大。由于环境、食物引起的碘缺乏常为地区性的，故称作地方性甲状腺肿，俗称大脖子病。孕妇严重缺碘可导致胎儿发育迟缓，智力低下，出现以小、聋、哑、瘫为临床表现的地方性克汀病，俗称呆小症。

3. 碘的食物来源

含碘较丰富的食物有海产品（表1-5），如海带、紫菜、海蜇、海虾、海蟹、海盐等。

表1-5 含碘量较高的海产品

食物名称	含碘量/（μg/kg）	食物名称	含碘量/（μg/kg）
海带（干）	240000	海参	6000
紫菜（干）	18000	干发菜	18000
海蜇（干）	1320	海盐	29~40
淡菜	1200	干贝	1200

五、维生素

（一）概述

1. 维生素的概念

维生素是促进人体生长发育，维持人体正常生理功能的一类低分子有机化合物。

2. 维生素的共同特点

各种维生素的化学结构不同，在人体中的功能也有差异，但它们都具有以下共同特点：

（1）存在于天然食物中　天然食物中含有人体所需的各种维生素，这些维生素以其本体的形式或可被机体利用的前体形式，存在于食物组织中。

（2）必须经常由食物供给　人体不能合成维生素或合成量很少，也不能大量存储。故必须经常由食物供给。

（3）人体对维生素的需求量很小，但其作用重大　人体对维生素的需要量每日仅以mg或μg来计算，但维生素对维持人体正常生长和调节生理机能起着十分重要的作用。大多数维生素参与机体酶的组成。

（4）维生素多以辅酶或辅基的形式参与酶的功能。

（5）许多维生素都有几种结构相近、生物活性相同的化合物，如维生素A_1与维生素A_2，维生素D_2和维生素D_3等。

（6）维生素不能用于构成机体组织，也不能产生热能。

3. 维生素的分类与命名

根据维生素的溶解性可将维生素分为脂溶性维生素和水溶性维生素两大类。

脂溶性维生素主要有：维生素A、维生素D、维生素E和维生素K。水溶性维生素主要有B族维生素、维生素C和维生素PP等。

维生素一般按其被发现的先后顺序用字母命名，也可根据维生素的功能和化学结构来命名（表1-6）。

表1-6　主要维生素命名对照表

以字母命名	以化学结构或功能命名
维生素A	视黄醇、抗干眼病维生素
维生素D	钙化醇、抗佝偻病维生素、阳光维生素
维生素E	生育酚
维生素K	叶绿醌、凝血维生素
维生素B_1	硫胺素、抗脚气病维生素
维生素B_2	核黄素
维生素B_6	吡哆醇、吡哆醛、吡哆胺
维生素B_{12}	钴胺素、氰胺素原
维生素PP	烟酸、烟素、抗癞皮病维生素
维生素M	叶酸
维生素H	生物素
维生素C	抗坏血酸

（二）维生素A

维生素A又名视黄醇、抗干眼病维生素，是一种淡黄色针状结晶物。维生素A只存在于动物性食品中，植物性食品中没有维生素A，只含有胡萝卜素，胡萝卜素在人体内可转化为维生素A，所以胡萝卜素又称为维生素A原，它在人体内具有与维生素A相同的生理功能。维生素A和胡萝卜素都对酸、碱、热稳定，一般烹调加工中不易被破坏，但易被氧化和受紫外线破坏。

1. 生理功能

（1）维持视觉功能　维生素A能促进视觉细胞内感光物的合成，以维持正常视觉，人体视网膜的杆状细胞内含有感光物质视紫红质。它是由维生素A和视蛋白合成，具有感受弱光的作用，使人在弱光下能看清物体，维生素A缺乏时，暗适应能力下降，在弱光下视力减退，严重者可致夜盲症。

（2）维生素黏膜上皮细胞的正常生长与分化　维生素A对上皮细胞的分化起到调控作用，具有维护呼吸道、消化道、泌尿道、性腺和腺体的上皮组织，眼睛的角膜、结膜以及皮肤健康和正常功能的作用，可增强上皮细胞的抗病能力。

（3）促进生长发育　维生素A可促进蛋白质的生物合成，帮助牙齿骨骼钙化，是骨骼正常发育的必需物质。

另外，维生素A还具有其他生理功能，如：维持机体正常的免疫功能和抑癌防癌作用等。

2. 缺乏症

人体长期缺乏维生素A，导致皮肤、黏膜的上皮细胞能发生萎缩、角化和坏死，降低机体抵抗细菌、病毒、破坏的能力，引起夜盲症，干眼病、皮肤角化等疾病。

3. 供给量与食物来源

维生素A的RNI（推荐摄入量）为成人每天摄入量为800mg视黄醇当量。

维生素A的良好食物来源是各种动物肝脏、鱼肝油、鱼卵、全奶、奶油、禽蛋等；绿色蔬菜、黄色蔬菜和水果中含有丰富的维生素A原，如胡萝卜、菠菜、油菜、豌豆苗、韭菜、南瓜、杏等。

（三）维生素D

1. 理化性质

维生素D又名钙化醇、抗佝偻病维生素、阳光维生素。

维生素D类是指含环戊氢烯菲环结构，并具有钙化醇生物活性的一大类物质，以维生素D_2（又名麦角钙化醇）及维生素D_3（又名胆钙化醇）最为常见。维生素D_2是由酵母菌或麦角中的麦角固醇经紫外光照射后的产物，维生素D_3是人体从食物摄入的胆固醇或在体内合成的胆固醇经转变为7-脱氢胆固醇储存于皮下在紫外光照射后生成。

2. 生理功能

（1）促进肠内钙、磷吸收和骨钙沉积的功能、调节血钙平衡。

（2）调节基因转录。

3. 缺乏症

（1）佝偻病 对于婴幼儿、青少年来说长期缺乏维生素D，会导致骨骼不能正常钙化，易引起骨骼变软和弯曲变形，形成“X”形或“O”形腿，胸骨外凸（即“鸡胸”），囟门闭合延迟等。

（2）骨质软化症 成人，尤其是孕妇、乳母和老人在缺乏维生素D和钙、磷时容易发生骨质软化症，主要表现为腰脊酸痛、腿部疼痛、脚跟疼痛等。

（3）骨质疏松症 老年人因生理原因，体内维生素D水平常常低于年轻人，易引起骨折。

4. 供给量与食物来源

在钙、磷供给量充足的条件下，儿童、少年、孕妇、乳母、老人维生素D的供给量是每人每天10μg，16岁以上成人为5μg。

维生素D分布不广，主要存在于海水鱼、肝、蛋黄等动物性食品及鱼肝油制剂中。常晒太阳是人体获得维生素D_3的最好途径。

（四）维生素E

1. 理化性质

维生素E又名生育酚和抗不育维生素。维生素E是淡黄色油状液体，溶于脂肪和脂溶剂，对热及酸比较稳定，可被紫外线破坏。

2. 生理功能

（1）抗氧化作用 维生素E是人体内一种强抗氧化剂，能防止不饱和脂肪酸的自动氧化，保护细胞免受自由基损害。

（2）参与蛋白质的更新合成 维生素E对体内某些蛋白质的合成更新，有促进作用。

（3）预防衰老 随着年龄的增长，人体细胞内某些成分被氧化分解，形成一种名为脂褐质年斑，维生素E可减少脂质的形成，改善皮肤弹性。

3. 维生素E缺乏或摄入过多对健康的影响

人体缺乏维生素E会导致垂体机能不全，甲状腺生长异常。维生素E广泛存在于多种食物中，所以维生素E的缺乏症很少见。维生素E具有一定的毒性，长期大量服用会出现呕吐、腹泻、盗汗、疲倦和头疼等情况，一般成人每天摄入量不宜超过400mg。

4. 供给量与食物来源

维生素E的膳食推荐摄入量为成年人每天14mg。当膳食中多不饱和脂肪酸摄入量增加时，维生素E的摄入量也应增加。

维生素E含量丰富的食品有植物油、麦胚、硬果、植物种子等。

（五）维生素C

1. 理化性质

维生素C又名抗坏血酸，是一种弱酸，带有明显酸味。纯净的维生素C为白色结晶，极易溶于水，微溶于乙醇，不溶于非极性有机溶剂。维生素C的水溶液不稳定。在氧、热、碱环境中易被破坏，特别是Cu^{2+}、Fe^{3+}存在时可加速维生素C的破坏，在酸性条件下稳定。

2. 生理功能

维生素C在体内参与多种重要的生物合成过程，如：某些神经介质的合成，酪氨酸的代谢等。维生素C具有维持牙齿、骨骼、血管、肌肉的正常功能，能够增加机体免疫力，降低血清胆固醇，促进肠道内铁的吸收等。

3. 缺乏症

人体长期缺乏维生素C会导致坏血病，其症状表现为多处出血，依次出现疲倦、虚弱、关节疼痛、牙龈出血、龈类及牙齿松动等。

4. 供给量与食物来源

维生素C广泛存在于新鲜蔬菜和水果中，特别是绿叶蔬菜和酸性水果中含量丰富。

（六）维生素B_1

1. 理化性质

维生素B_1又名硫胺素，易溶于水，微溶于乙醇。有微弱的臭味，味苦，露置在空气中，易吸收水分。在酸性溶液中很稳定，在碱性溶液中不稳定，易被氧化和受热破坏。

2. 生理功能

（1）构成辅酶，维持体内正常代谢　维生素B_1在硫胺素焦磷酸激酶的作用下，与三磷酸腺苷（ATP）结合形成TPP。TPP是维生素B_1的主要辅酶形式，在体内参与两个重要的反应，即α-酮酸的氧化脱羧反应和磷酸戊糖途径的转酮醇基的反应。

（2）维持正常食欲，促进胃肠蠕动　维生素B_1可抑制胆碱酯酶对乙酰胆碱的水解，乙酰胆碱可促进胃肠蠕动。维生素B_1缺乏时乙酰胆碱水解加速，使胃肠蠕动缓慢，食欲下降。

（3）维持神经、肌肉的正常功能。

3. 维生素B_1缺乏或摄入过多对健康的影响

维生素B_1缺乏时，神经组织中的碳水化合物代谢首先受到阻碍，致使丙酮酸堆积在神经组织中，可引起多种神经炎症，如脚气病。维生素B_1缺乏所引起的多发性神经炎，患者的周围神经末梢有发炎和退化现象，并伴有四肢麻木、肌肉萎缩、心力衰竭、下肢水肿等症状。18到19世纪，脚气病在中国、日本，尤其在东南亚一带广为流行，当时每年约有几十万人死于脚气病。

维生素B_1缺乏时，早期表现为疲乏无力，肌肉酸痛，食欲下降，体重减轻。继之出现典型的症状——上升性对称性周围神经炎。先发生在下肢，呈袜套状分布，感觉异常、肌肉无力、心动过速、心前区疼痛；严重者表现为心力衰竭、水肿。

4. 供给量与食物来源

维生素B_1广泛存在于天然食物中，含量较丰富的有动物内脏（肝、心及肾）、肉类、豆类、花生及粮谷类、干果及坚果中。水果、蔬菜、蛋、奶中含量较低。粮谷类是我国人民的主食，也是维生素B_1的主要来源，但因维生素B_1多存在于麸皮及胚芽中，如米面碾磨过于精白和过分淘洗，蒸煮中加碱，均可造成维生素B_1的大量损失。

（七）维生素B_2

1. 理化性质

维生素B_2又称核黄素，为橙黄色针状结晶，带有微苦味。核黄素属于水溶性维生素，但在水中的溶解度很低。在酸性溶液中对热稳定，在碱性环境中易被破坏。

2. 生理功能

核黄素为多种黄素酶类的辅酶，在体内催化氧化还原反应。对体内糖、蛋白质、脂肪和碳水化合物的代谢起着重要作用。

3. 缺乏症

人体长期缺乏维生素B_2时，会发生唇炎、舌炎、口角炎、脂溢性皮炎、睑缘炎和角膜血管增生等病症。

4. 供给量与食物来源

维生素B_2的良好食物来源主要是动物性食物，如畜、禽类的肝、肾、心。其次是奶类和蛋类。在植物性原料中，一些菌藻类（如香菇）和绿叶蔬菜（如菠菜）中及豆类中含有一定量的维生素B_2。

六、膳食纤维

（一）概述

1. 定义

膳食纤维通常被认为是一类不能被人体消化酶消化的，主要由可食性植物细胞壁残余物（纤维素、半纤维素、木质素等）及与之缔合的相关物质组成的化合物。

2. 特性

（1）吸水作用　膳食纤维有很强的吸水能力或水结合能力。此作用可使肠道中粪便的体积增大，加快其转运速度，减少其中有害物质接触肠壁的时间。

（2）黏滞作用　一些膳食纤维具有强的黏滞性，能形成黏液性溶液，包括果胶、树胶、海藻多糖等。

（3）结合有机化合物的作用　具有结合胆酸和胆固醇作用。

（4）阳离子交换作用　可在胃肠内结合无机盐，如钾、钠、铁等离子形成膳食纤维复合物，影响其吸收。

（5）细菌发酵作用　膳食纤维在肠道易被细菌酵解，其中可溶性膳食纤维可完全被细菌所酵解，而不溶性膳食纤维则不易被酵解，酵解后产生的短链脂肪酸可作为肠道细胞和细菌的能量来源。

（二）种类

膳食纤维根据其水溶性不同可分为两种：可溶性纤维与不溶性纤维。果胶和树胶等属于水溶性纤维。非水溶性纤维包括纤维素、木质素和一些半纤维素。

1. 果胶

果胶是被甲酯化到一定程度的半乳糖醛酸多聚体。存在于水果和蔬菜的软组织中，可在热溶液中溶解，在酸性溶液中遇热形成胶态。

2. 树胶

树胶的化学结构因来源不同而有差别。主要的成分是多糖醛酸、半乳酸、阿拉伯糖及甘露糖所形成的多糖。树胶可分散于水中，具有黏稠性，可起到增稠剂的作用。

3. 纤维素

纤维素是植物细胞壁的主要成分，其构成成分是葡萄糖，不能被人体肠道淀粉酶分解。

4. 半纤维素

半纤维素是谷类纤维的主要成分，包括戊聚糖、木聚糖、阿拉伯木糖和半乳聚糖以及一类酸性半纤维素。在人体大肠内半纤维素比纤维素易于被细菌分解。半纤维素大部分为不可溶性，只有部分成分是可溶的。

5. 木质素

木质素是植物木质化过程中形成的非碳水化合物，是苯基丙烷的聚合物，具有复杂的三维结构。食物中木质素含量较少，主要存在于蔬菜的木质化部分和种子中，人和动物均不能消化。

（三）生理功能

1. 有利于食物的消化过程

膳食纤维能增加食物在口腔咀嚼的时间，可促进肠道消化酶分泌，同时加速肠道内容物的排泄，这些都有利于食物的消化吸收。

2. 降低血清胆固醇，预防冠心病

膳食纤维可结合胆酸，有降血脂作用。

3. 预防胆石形成

膳食纤维可降低胆汁和胆固醇的浓度，使胆固醇饱和度降低，从而减少胆石症的发生。

4. 促进结肠功能，预防结肠癌

肠道厌氧菌大量繁殖会使中性或酸性类固醇，特别是胆酸、胆固醇及其代谢产物降解，产生的代谢产物可能致癌。膳食纤维可抑制厌氧菌，促使嗜氧菌的生长，使具有致癌性的代谢物减少；同时膳食纤维的吸水性可扩大粪便体积，缩短粪便在肠道的时间，防止致癌物质与易感的肠黏膜之间的长时间接触，从而减少产生癌变的可能性。

5. 防止能量过剩和肥胖

膳食纤维有很强的吸水能力，可增加胃内容物容积而增加饱腹感，从而减少摄入的食物和能量，有利于控制体重，防止肥胖。

6. 维持血糖正常平衡，防治糖尿病

可溶性膳食纤维可降低餐后血糖升高的糖度，降低胰岛素水平或提高机体胰岛素的敏感性。

此外，膳食纤维还具有防止习惯性便秘，预防食道痔疮等功能。

（四）膳食纤维的食物来源与供给量

膳食纤维的资源非常丰富，但多存在于植物的种皮和外表皮，如谷类、豆类、薯类、蔬菜、水果等。谷类中食物中的麦麸、米糠含量最高，糙粉中膳食纤维含量约为白面粉的两倍。鲜豆荚、嫩玉米的含量高于瓜果类，草莓、菠萝含纤维较多，坚果中花生、核桃、香榧等含量较高，香蕉、苹果含量较低。含膳食纤维较多的食物见表1-7。

表1-7 膳食纤维含量较多的食物

食物名称	膳食纤维含量/（g/100g）	食物名称	膳食纤维含量/（g/100g）
山楂（干）	49.7	银耳（干）	30.4
竹荪（干）	46.4	黑木耳（干）	29.9
辣椒粉	43.5	紫菜（干）	21.6
高良姜	43.3	鸡腿蘑（干）	18.8
辣椒（干）	41.7	口蘑	17.2
松蘑（干）	35.1	玉米（黄，干）	14.4
发菜（干）	35	燕麦	13.2
香菇（干）	31.6	花生	7.7

膳食纤维不宜过多摄入，以避免其与钙、铁、锌等营养素结合，影响其他营养素的吸收利用。成人每日摄入30克膳食纤维为宜。

任务2 热能及其计算

任务驱动

1 人体热能消耗的途径有哪些?
2 热能的单位及换算关系。
3 蛋白质、脂肪和碳水化合物的产能计算方法。

知识链接 人体所有的生理活动都需要消耗一定量的热能，蛋白质、脂肪和碳水化合物是人体所需的三大热能营养素，蛋白质、脂肪和碳水化合物经人体的消化吸收后，在组织细胞内进行生物氧化反应，释放出分子内蕴藏的化学能，生成三磷酸腺苷（ATP），再转变成机体所需要的各种能。总能量的50%转变成维持体温的热能，其余50%的能量则转变为能够作功的化学能、机械能、神经传导能等，这些能统称为“生理氧化热”。由于生理氧化热能产生能力，所以称为热能。热能具有一定的数量，故称为热量或能量。

一、热能单位及换算

（一）热能的单位

热能的单位，以焦（Joule，简称J）为单位表示，在营养学上由于所用的数值大，常用kJ或MJ作为单位。以往营养学上常用千卡（kcal）作为热能的单位。焦与卡之间的换算关系如下：

$$1J=0.2389cal或1kcal\approx4.2kJ$$

（二）热能系数

蛋白质、脂肪和碳水化合物是人体所需的三大热能营养素，但不可能完全被人体消化吸收，且消化率也各不相同，消化吸收后在人体内也不一定完全用于产生热能。

在实际应用时，食物及产热营养素所产生的热能的多少，可以用下列换算关系进行计算：1g的碳水化合物可产生的热量为16.7kJ（4.0kcal），1g的脂肪可产生的热量为36.7kJ（9.0kcal），1g蛋白质可产生的热量为16.7kJ（4.0kcal），1g乙醇可产生的热量为29.3kJ（7.0kcal）。

二、人体的热能消耗

人体的热能消耗主要包括基础代谢、体力活动和食物的特殊动力作用三个方面。其中体力活动所消耗的热量最多。人体每天的热能摄入量与这三个方面的热量消耗处于平衡状态才能保持人体的健康。

（一）基础代谢

基础代谢是指人体维持生命的所有器官所需要的最低能量需要。测定方法是人体在18℃室温下，禁食12小时后，静卧并处于清醒、放松的状态，此时，维持心跳、呼吸等基本生命活动所必需的最低能量代谢，称基础代谢。基础代谢率是指人体处于基础代谢状态下，每小时每平方米体表面积（或每千克体重）的热能消耗。

通过测定，正常成年男性每千克体重、每小时基础代谢率为4.18kJ（1kcal），正常成年女性每千克体重、每小时基础代谢率为3.97kJ（0.95kcal）。因此，成年男女的一天基础代谢率的热能消耗可以用下面简单的公式进行计算：

男性一天的基础代谢率的热能消耗=4.18×24×体重

女性一天的基础代谢率的热能消耗=3.97×24×体重

人体的基础代谢，不同的个体存有一定的差异（如年龄、性别），同一的个体在不同的情况下也有变化。影响人体基础代谢的因素有以下几个方面：

1. 体格因素

体表面积越大，基础代谢所消耗的热能越多。

2. 生理病理因素

儿童和孕妇基础代谢所消耗的热能相对较多，成年后随着年龄的增长基础代谢水平逐步下降。生病或人体某些激素水平异常的情况下，人体基础代谢所消耗的热能也会发生变化。

3. 环境因素

人体所处的环境对基础代谢也有一定的影响，气温过高或过低、精神紧张可导致基础代谢水平增高。

4. 饮食因素

在过多摄食时人体基础代谢水平增高，在饥饿、摄食较少时基础代谢水平降低。

（二）体力活动

体力活动所消耗的热能占人体总热能消耗的15%~30%，这部分热能的消耗与体力活动的强度、活动的熟练程度以及活动持续的时间有直接的关系。活动强度越大、时间越长所消耗的热能越多。

在我国，根据活动强度的不同，一般将体力活动分为五个等级。

1. 极轻体力活动

以坐姿或站立为主的活动，如：阅读、开会、打字、缝纫、打牌、听音乐、油漆、绘画、坐办公室等。

2. 轻体力活动

轻体力活动是指在水平面上走动，如：打扫卫生、看护小孩、打高尔夫球、饭店服务、实验操作、讲课等。

3. 中等体力活动

这类活动包括行走、除草、负重行走、打网球、跳舞、滑雪、骑自行车、开车、学生日常活动等。

4. 重体力活动

这类活动包括负重爬山、伐木、手工挖掘、打篮球、登山、踢足球、非机械化农业劳动等。

5. 极重体力活动

一般指运动员高强度的职业训练或世界级比赛、装卸、采矿等。

（三）食物特殊动力作用

食物特殊动力作用又叫食物的热效应，是指人体因摄入食物而引起的热能消耗额外增加的现象。

食物特殊动力作用与进食的总热量无关，而与食物的种类有关。蛋白质的食物特殊动力作用约占食物本身产生热能的30%，脂肪为4%~5%，碳水化合物为5%~6%。一般含蛋白质较丰富的食物其食物特殊动力作用最高，其次是碳水化合物，最后是富含脂肪的食物。对于中国人来说，一般混合性食物的食物特殊动力作用占其总热能的10%左右。进食时，吃得越多，热能消耗也越多；吃得越快食物的热效应越高。

任务3 食物的消化与吸收

任务驱动

1 人体消化系统的结构和功能。

2 营养素的消化吸收机理。

知识链接

一、概述

消化：食物通过消化器官的运动和消化液的作用被分解为可吸收成分的过程，即食物在消化道内进行分解的过程。

人体对食物的消化可分为物理性消化（又称机械性消化）和化学性消化。两者的主要区别在于是否有消化液参与。有消化液参与的消化方式是化学性消化，没有消化液参与的消化是物理性消化。

物理性消化是指消化器官对食物进行机械性磨碎并与消化液进行混合，推动食糜在消化道内前进。如口腔的咀嚼、牙齿的磨碎、舌的搅拌、吞咽、胃肠肌肉的活动，将大块的食物变成碎小的，使消化液充分与食物混合，并推动食团或食糜下移，从口腔推移到肛门。

化学性消化是指消化腺分泌的消化液对食物进行化学分解，将食物中各种复杂的营养物质变为人体可吸收的小分子化合物。如：糖类分解为单糖，蛋白质分解为氨基酸，脂类分解为甘油及脂肪酸。

人体对食物进行消化时，机械性消化和化学性消化同时进行，共同完成食物的消化过程。

吸收：食物的可吸收成分透过消化管壁的上皮细胞进入血液和淋巴液的过程。

当食物在人体内被分解到一定程度时，透过黏膜上皮细胞进入血液和淋巴液，逐步被消化器官吸收，运输到人体的各部位。

二、人体消化系统的结构和功能

人体消化系统（图1-1）包括消化道和消化腺，主要功能是完成食物摄取、消化，营养吸收以及将未消化的残渣排出体外，以维持内环境的相对稳定。

消化道是一条起自口腔延续为咽、食管、胃、小肠、大肠、终止于肛门的很长的肌性管道，包括口腔、咽、食道、胃、小肠（十二指肠、空肠和回肠）和大肠（盲肠、阑尾、结肠、直肠）和肛门。

消化腺包括大消化腺和小消化腺，其中大消化腺又包括腮腺、颌下腺、舌下腺、肝和胰，小消化腺包括颊腺、食管腺、胃腺和肠腺等。

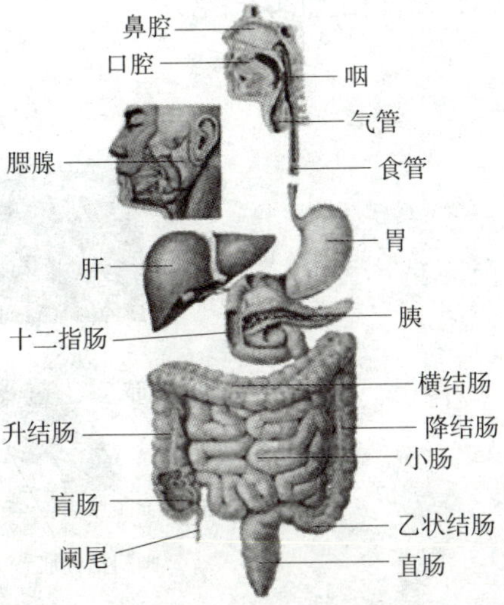

图1-1 消化系统

消化系统的基本生理功能是对人体摄取的食物进行转运、消化，吸收营养物质，为机体新陈代谢提供物质和能量来源，而未被消化吸收的食物残渣，最终以粪便形式排出体外。人体每天要摄入大量的食物，通过物理性消化和化学性消化，形成食糜随着胃的运动而逐渐排入小肠。小肠是消化、吸收的主要场所，食物进入小肠后，受到胰液、胆汁和小肠液的化学性消化和小肠蠕动的机械性消化后形成小分子物质，后者经消化道黏膜上皮细胞进入血液和淋巴液而被吸收。大多数营养物质在小肠被吸收，难于消化吸收的食物残渣则进入大肠。大肠的吸收功能有限，主要是吸收水分、电解质，以及形成、贮存、排泄粪便。

三、食物的消化与吸收

（一）食物的消化

1. 口腔里的消化

食物进入口腔后消化已开始进行，但因食物在口腔内停留时间很短，故口腔内的消化作用不大。在食物没有进入口腔以前，因饥饿和食物对感官的刺激，口腔里就会分泌一定量的唾液，唾液中含有消化酶，可以将淀粉分解成麦芽糖。通过牙齿的咀嚼，将食物磨碎，再经舌头的来回搅拌，使较细碎的食物与唾液充分混合，对淀粉进行初步的消化。口腔内不能分泌可消化蛋白质和脂肪的消化酶，故蛋白质和脂肪在口腔内不能被分解。

2. 胃里的消化

胃（图1-2）位于腹腔正中稍偏左的上方，是人体消化管道的最主要部分之一，由食管送来的食团暂时贮存胃内，进行部分消化，并进入十二指肠。胃可分为贲门、胃底、胃体、胃窦和幽门几个部分。

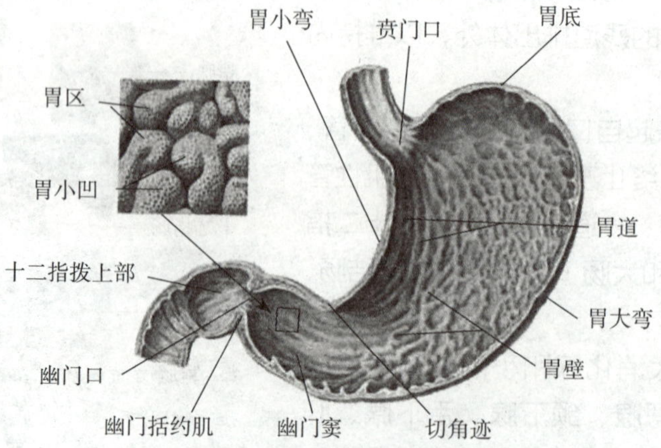

图1-2 胃的生理解剖示意图

胃壁上有胃腺可分泌出消化液，其主要成分是蛋白酶。最初分泌的是无活性的胃蛋白酶原，在盐酸或已有活性的胃蛋白酶的作用下，变为有活性的胃蛋白酶。胃酸的酸度很高，能杀死进入胃内的细菌，也能把食物浸泡松软，使胃蛋白酶保持充分的活性。当盐酸进入小肠后还能促进胰、肠液和胆汁的分泌。通过胃的蠕动，食物与胃液充分混合，形成食糜，便于消化酶发挥作用。在胃的蠕动作用下，食糜分批通过幽门，进入小肠。

3. 小肠里的消化

小肠位于腹腔中下部，由十二指肠、空肠、回肠三部分组成。十二指肠是小肠的起始端，长约25cm，相当于人的十二根手指并在一起的长度，故称为十二指肠；除十二指肠外小肠上段的2/5为空肠，下段3/5为回肠。

小肠是人体最重要的消化器官，是消化和吸收的重要部位。小肠能够分泌多种消化酶，这些消化酶共同组成肠液。小肠分泌的消化酶可以把食物最终分解为能够被人体吸收的葡萄糖、氨基酸、脂肪酸等小分子物质，小肠还能够吸收水分、电解质和各种维生素。如果小肠发生疾病或者小肠的功能扰乱，人体的营养吸收功能就会发生障碍，人体就会产生营养不良。

小肠分层结构：其管壁由黏膜，黏膜下层，肌层和浆膜构成。其结构特点是管壁有环形皱襞，黏膜有许多绒毛，绒毛根部的上皮下陷至固有层，形成管状的肠腺，其开口位于绒毛根部之间。绒毛和肠腺与小肠的消化和吸收功能关系密切。

4. 大肠里的消化

大肠是人体消化系统的重要组成部分，为消化道的下段，成人大肠全长约1.5m，分为盲肠、结肠、直肠三部分。

大肠中不含或只含少量的消化酶，且进入大肠的食物已经变成了渣滓，所以大肠本身无明显的消化作用。大肠的主要作用是吸收水分和形成粪便。大肠中的纤维素不能被人体吸收，但可以刺激大肠蠕动，有利于保持消化系统的正常功能。

（二）营养素的消化与吸收

1. 蛋白质的吸收

绝大部分蛋白质被分解成氨基酸后才能被小肠吸收，有少量未被消化的蛋白质不完全分解产物，在小肠也有一小部分被吸收。

食物中的蛋白质在胃内被蛋白酶分解为蛋白脲、蛋白胨以及少量的多肽和氨基酸，而大部分蛋白质在小肠内被胰蛋白酶、糜蛋白酶分解为多肽，再被肠肽酶分解为氨基酸。

2. 脂肪的吸收

脂肪被分解为脂肪酸和甘油后才能被小肠吸收。

食物中的脂肪在口腔和胃内基本上不被消化，在小肠内，脂肪受胆汁胆盐的作用，被乳化成细小的脂肪微粒，使脂肪与酶的接触面积增大，利于脂肪的水解，脂肪微粒经胰脂肪酶的水解作用分解为脂肪酸和甘油。

3. 碳水化合物的吸收

碳水化合物要消化成单糖后才能被人体吸收。消化的过程就是水解的过程。人体消化的多糖仅淀粉一种，糖原在食品加工时已被完全破坏。

碳水化合物的消化从口腔开始，口腔里有唾液淀粉酶，胃里没有消化淀粉的酶，唾液淀粉酶随食物进入胃内，在食糜没有被胃酸中和以前，能持续作用一段时间，使淀粉和低聚糖能再消化一部分。小肠内有胰液的α-淀粉酶，其作用和唾液淀粉酶相同，在胰液淀粉酶、胰麦芽淀粉酶和肠麦芽淀粉酶的作用下，淀粉被分解为葡萄糖，进而被人体吸收。

项目二 各种食物原料的营养价值

学习目标 1 掌握各种烹饪原料的营养特点

2 了解烹饪原料营养价值和评定标准

案例导入 我国烹饪历史悠久，烹饪原料种类繁多。在不同的历史时期，特别是在秦汉以后，陆续从其他国家引进了大量的烹饪原料，丰富了我国的烹饪原料品种，为我国烹饪的发展奠定了基础，同时也丰富了我国居民的膳食种类。

案例思考 没有任何一种原料可以满足人体对多种营养素的需求，人体的健康离不开多种食物提供的营养物质，不同的烹饪原料在营养上各有哪些特点？

任务1 植物性原料的营养价值

任务驱动

1 谷类的结构与其营养分布的关系。

2 水果、蔬菜的营养价值。

知识链接

一、谷类食品的营养价值

谷类包括有大米、小米、玉米、高粱、荞麦等，均为禾本科植物的种子。在我国的膳食中，谷类是供给热能最主要的来源，约有70%~80%左右的热能和50%~70%左右的蛋白质，B族维生素和部分无机盐都是由谷类供给的，因而谷类食物被称为主食。

（一）谷粒的结构与营养的分布

谷类种子的形态和大小各有不同。去壳后的谷粒结构基本相似，由谷皮、胚乳和胚芽三部分组成。以米、麦为例，谷类是由谷皮、糊粉层、内胚乳和胚芽等部分组成的。

1. 谷皮

谷皮是种子的外层，包括果皮与种皮，又称谷壳，主要是由纤维素和半纤维素组成，其中含有维生素和无机盐，因谷皮粗糙质硬，不能被消化吸收，在加工时已去掉。

2. 糊粉层

位于谷皮下层，含有丰富的B族维生素和较多的蛋白质、脂肪和磷，有较高的营养价值。在加工较精细的米面时糊粉层中的营养素大部分损失掉。所以经常食用精米、精面易造成营养素缺乏。

3. 内胚乳

占整个谷粒的83%，它的主要成分是淀粉，也含有一定量的蛋白质，但无机盐和维生素的含量极低。

4. 胚芽

胚芽是种子的生长器官，含有较多的B族维生素和维生素E，脂肪、蛋白质、无机盐的含量也较其他部位多。

（二）谷类的营养价值

1. 蛋白质

谷类不是含蛋白质丰富的食品。每100克中，含蛋白质约在8%~12%，其中燕麦含量较高，可达15%，荞麦面为10.6%，玉米、稻米和小麦为8%~11%，但因它们是主食，所以谷类是人体蛋白质的主要来源。谷类蛋白质主要存在于糊粉层和胚乳中，一般为半完全蛋白质，因此，所含的必需氨基酸中赖氨酸、苯丙氨酸和蛋氨酸的含量都较低。各类粮食所缺的氨基酸各不相同，例如玉米中所含色氨酸的量较低，而小米中含量却较高，如果把两种原料混合食用可以发挥蛋白质的互补作用，提高食用效果。

2. 碳水化合物

谷类的碳水化合物主要为淀粉，含量很高，可达70%以上，多集中在胚乳细胞内，淀粉经烹调后容易消化吸收，利用率高达90%以上，是人类最理想而经济的热能来源。

谷类的淀粉按其分子结构有直链淀粉和支链淀粉两种，两者的特性不一样，加工成制品的风味也不同，如图2-1所示。

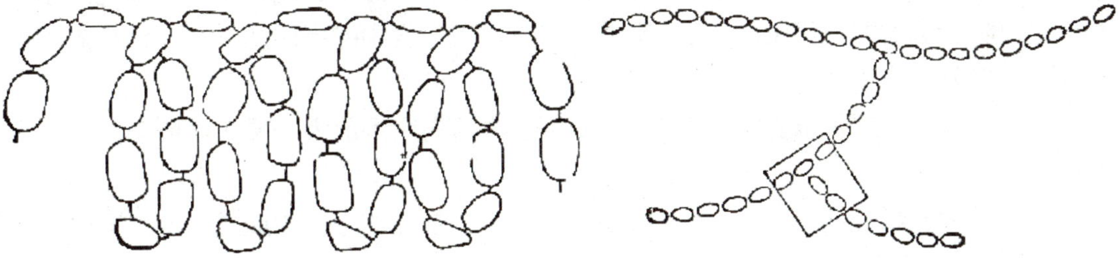

（1）直链淀粉　　（2）支链淀粉

图2-1　直链淀粉和支链淀粉局部示意图

3. 脂肪

谷类食物的脂肪含量都很低，一般均小于2%，玉米的脂肪含量较高，可达4%左右，且多为不饱和脂肪酸，以亚油酸为主，还有少量的植物固醇和卵磷脂。

4. 矿物质

谷类食物的各种矿物质含量随种植条件的变化较大，但一般均为1.5%~5.5%。各种矿物质中以磷的含量为最多，约占50%。钙、铁等均较少。

5. 维生素

谷类食物是各种水溶性维生素的重要来源。维生素B_1、维生素B_2，烟酸等的含量均较高。另外小麦胚、小米和黄玉米中还含有少量脂溶性的维生素E和胡萝卜素。所有谷类食物均不含维生素C、维生素D。

（三）我国常见谷类食物的营养价值

1. 稻谷

按国家标准规定，稻谷分为早籼稻谷、晚籼稻谷、粳稻谷、籼糯稻谷、粳糯稻谷五类。

稻谷中蛋白质量一般比其他谷物低，不同品种、不同类型的稻米蛋白质含量不同。对同一品种，也因产地、种植条件不同而异。但稻米蛋白质具有优良的营养品质：一是赖氨酸含量较高；二是稻米蛋白的氨基酸组成配比比较合理，只有赖氨酸和苏氨酸较欠缺；三是蛋白质利用率高。

稻米中的淀粉是一种重要的化学成分，而且是含量最高的糖类，一般为70%左右，不仅直接被人食用，提供能量，还可以用于制作其他制品。

稻米中B族维生素主要分布于糠层和米胚中，大米外层维生素含量高，越靠近米粒中心含量越低。

大米中还含有多种矿物质，以磷、钾、硫、镁、钙等含量较多。糙米中的矿物质含量要比精米高。因此，糙米的营养价值优于精米。

2. 小麦

小麦中的蛋白质分布不均匀，在胚乳中的蛋白质，其赖氨酸、缬氨酸和蛋氨酸含量均较低；而在小麦籽粒的皮层和胚部中的蛋白质，其氨基酸组成比较平衡，特别是赖氨酸和蛋氨酸含量较高。但由于加工的需要，常常损失皮层中的蛋白质，因此，小麦粉中赖氨酸含量较低。

淀粉是小麦中主要的糖类，淀粉在小麦籽粒中所占比例最大，是人体所需能量的主要来源。

小麦中脂肪含量也很低，一般在1.5%左右，由于加工的需要也造成一定的损失。

小麦中也含有多种维生素，如维生素B_1、维生素B_2、烟酸、维生素E、胡萝卜素等。

小麦中的矿物质含量以磷、钾、钙含量居多。

3. 玉米

玉米中粗蛋白含量略低于麦类作物，含有较高水平的谷氨酸。

玉米的脂肪含量仅次于大豆，脂肪含量一般为精米、精面的4~5倍，而且富含不饱和脂肪酸，其中50%为亚油酸，还含有卵磷脂、维生素E等。

糖类是玉米中的主要成分，其主要是淀粉。在烹饪中多用于一般菜肴的挂糊和上浆。

另外，玉米含有钙、磷、铁、胡萝卜素、B族维生素及烟酸等营养成分。

二、豆与豆制品的营养价值

豆的种类很多，有鲜豆和干豆之分。常用的鲜豆有蚕豆、豌豆等；豆类有豇豆、扁豆、菜豆、毛豆等；干豆类有大豆（黄豆、青豆、黑豆）、蚕豆、绿豆、豌豆、红小豆等。

（一）干豆类的营养价值

1. 蛋白质

豆类蛋白质含量很高，一般为20%~40%，其中大豆最高约为40%，大豆不仅蛋白质含量多，而且生理价值也高，为完全蛋白质。

2. 脂肪

豆类脂肪的含量因种类的不同，差别很大。以大豆含量最高，故可作为食用油原料。

3. 碳水化合物

豆类中的芸豆、豇豆、红小豆、绿豆、豌豆等含量最高，可达50%~60%，且以淀粉为主。可以做米食及副食品原料，如绿豆糕，豌豆黄等。

4. 无机盐

豆类富含钙、磷、铁、镁、钾、硒等无机盐。

5. 维生素

豆类一般富含B族维生素，黄豆每100g中含维生素$B_1$0.41mg，维生素$B_2$0.20mg，维生素E18.90mg。此外，青豆、黄豆、绿豆等还含有一定量的胡萝卜素。

（二）豆制品的营养价值

用大豆等豆类制成的豆制品种类很多，如豆浆、豆腐、腐竹、豆腐干、豆腐皮、豆腐丝、豆芽等。豆腐含有丰富的蛋白质，并易消化吸收，钙、磷、钾、镁、铁、硒的含量也较多。豆浆的铁、维生素E含量超过鲜乳，但钙、镁、磷、维生素A、核黄素较鲜乳少。豆芽含有丰富的维生素C，在蔬菜缺乏的季节和北方地区，可以作为维生素C的主要来源。

三、薯类食品的营养价值

薯类食品在我国的饮食结构中占有较大的比重，适用的范围比较广，既可以作主食，又可以作副食。

1. 马铃薯

马铃薯营养价值很高，除富含淀粉外，还含有大量的维生素C，它所含的蛋白质属于完全蛋白质，能很好地被人体吸收和利用。此外，马铃薯还含有B族维生素，钾、铁、钙、磷、镁、纤维素和胶质等营养成分。

2. 甘薯

甘薯除含蛋白质、碳水化合物、矿物质外，还富含胡萝卜素、维生素C及多糖类胶原蛋白。甘薯的最大特点是能供给人们大量的黏液物质，它是由胶原蛋白和黏液多糖类形成的混合物，对人体的消化系统、呼吸系统和泌尿系统各器官的黏膜有特殊的保护作用。

3. 魔芋

魔芋是一种理想的天然纤维食品，所含的糖类主要是葡萄甘露聚糖，消化液中的酶不能将其分解，某些肠道细菌可分解80%~85%。

四、蔬菜的营养价值

蔬菜是植物的根、茎、叶、花等部位，它们主要为人体提供多种维生素和矿物质以及膳食纤维。

蔬菜的含水量大多在90%以上，其蛋白质含量低于3%，脂肪的含量低于1%，除薯类和藕等少数蔬菜之外，绝大多数蔬菜中的淀粉含量都很低。蔬菜中含有除维生素D和维生素B_{12}之外的几乎所有维生素，特别富含维生素C和胡萝卜素，但B族维生素的含量不高。此外，绿叶蔬菜中的维生素K含量很高，其含量与绿色的深浅呈正比例。

我国居民的传统膳食中富含维生素A和维生素B_2的动物性食品较少，身体所需的维生素A大部分由蔬菜中的胡萝卜素转化而来，绿叶蔬菜也是膳食中维生素B_2的重要来源之一。

蔬菜中富含各种矿物质，包括钾、镁、钙、铁等，是矿物质的重要膳食来源，对人体的酸碱平衡起着重要的调节作用。

下面介绍几种常见蔬菜的营养价值。

（一）白菜

白菜是我国北方居民生活中最重要的蔬菜品种，按颜色可分为青口白菜和白口白菜两类，均属于浅色蔬菜。

白菜的幼苗称为小白菜，也称为小青菜。它富含胡萝卜素，其营养价值高于长成的大白菜。

100g小白菜中含水分94.5g，维生素C28mg，胡萝卜素168μg，维生素$B_2$0.09mg，蛋白质1.5g。

（二）包菜

包菜学名为结球甘蓝，也称为卷心菜、洋白菜或圆白菜，它属于浅色蔬菜。包菜营养价值与大白菜相差不大，只是维生素C的含量更高。100g鲜包菜含蛋白质1.5g、糖类3.6g、维生素$B_1$0.03mg、维生素C40mg、钙49mg。此外还富含叶酸。

（三）菠菜

菠菜是藜科植物，也称为赤根菜，是深色绿叶菜中的著名品种，菠菜中蛋白质含量达2.6%，胡萝卜素含量也十分突出。100g菠菜中含维生素C32mg，胡萝卜素2.92mg，维生素$B_2$0.11mg，钙和铁的含量也很高。但菠菜中含有大量草酸，与豆腐同烹时，要把菠菜先焯水。

（四）芹菜

芹菜是伞形科蔬菜，有浓烈的香气。平时人们习惯食用叶柄，而弃去叶子。

叶柄以其富含钙而著称。100g芹菜柄中含钙80mg，铁1.2mg。100克叶片中含胡萝卜素2.93mg，维生素$B_2$0.15mg，维生素C22mg。

（五）胡萝卜

胡萝卜中含有丰富的胡萝卜素，是胡萝卜素的最佳来源。在蔬菜中属于含水分较低的种类，仅为87%~90%，含有较多糖分，糖类含量达7%~10%，还含有一定量的维生素C。

（六）番茄

番茄又称西红柿，属于茄果类蔬菜。含有较丰富的维生素C和胡萝卜素，每100g番茄中含胡萝卜素0.55mg，维生素C19mg。

（七）大蒜

大蒜有杀菌消毒、风味特别的特点，在调味品中占有较重要地位。同时含有丰富的营养物质，新鲜大蒜每100g含水70g、蛋白质4.5g、脂肪0.2g、糖类3.2g、粗纤维0.7g、无机盐1.3g、钙5mg、磷44mg、铁0.4mg、硫胺素0.24mg、维生素C3mg，含挥发油约0.2%。

（八）大葱

葱的营养价值十分丰富，近代科学营养研究分析指出，葱的主要成分有蛋白质、脂肪、糖类、维生素A原、B族维生素和维生素C以及矿物质盐、钙、镁、铁等。

（九）姜

生姜含有多种营养成分，每100g含蛋白质1.4g、脂肪0.7g、糖类8.5g、钙20mg、磷45mg、铁7.0mg、胡萝卜素0.18mg、硫胺素0.01mg，维生素C4mg。此外，还含有挥发油、姜辣素、树脂等多种成分。

五、水果的营养价值

水果是味甜多汁的植物性食物的总称，是人们日常生活中不可缺少的食物，它可以为人体提供水分、糖类、钾、维生素C、胡萝卜素、膳食纤维等营养成分或保健成分。

可供人类食用的水果种类繁多，其形状、风味和品质各异。一般分为以下几个类别：

仁果类——包括苹果、梨、山楂、刺梨、木瓜等。

核果类——包括桃、杏、李、梅、樱桃、枣等水果。

浆果类——包括葡萄、柿子、无花果、石榴、猕猴桃等。

柑橘类——包括橘、柑、橙、柚、金橘、柠檬等。

瓜果类——包括西瓜、甜瓜等。

下面列举几种常见水果的营养价值。

（一）苹果

苹果的主要营养成分为糖类、有机酸和矿物质。糖类包括蔗糖、果糖和葡萄糖；有机酸包括苹果酸、酒石酸和柠檬酸等。各种有机酸组合在一起使苹果具有爽快，滋美而又回味悠长的酸味。

苹果中含有10%左右的糖分，并富含果胶物质，使其具有一定饱腹感。苹果维生素含量较低，矿物质含量也不高。

（二）梨

梨包括鸭梨、雪花梨、白梨、黄梨、香水梨、库尔勒香梨等多个优良品种。

梨水分丰富、味道甜美，可为人体提供糖分，矿物质和维生素。梨的甜味来自葡萄糖、果糖和蔗糖，有机酸为苹果酸、柠檬酸和绿原酸等。梨还可为人体提供钾等矿物质，有利于维持酸碱平衡和钾钠平衡。

（三）桃

桃的主要营养成分是糖类、膳食纤维和矿物质，其他营养素含量并不突出。其甜味主要来源于蔗糖，酸味来自苹果酸和柠檬酸，桃中的有机酸和膳食纤维可增加胃肠蠕动，促进食欲和消化功能。

（四）柑橘

柑橘具有酸味和特有的柑橘香，且含有大量的维生素C、维生素D及胡萝卜素等。

柑橘内包覆果肉的白色皮膜含有丰富的果胶，可促进胆固醇排泄，防止胆固醇蓄积在血液中，具有降低血压的作用。

另外，还含有维生素D可强化微血管、降低血压，并具有稳定维生素C氧化的效用。

六、硬果类食品的营养价值

硬果类食品一般指成熟时果皮坚硬干燥的植物果实。以木本植物的果实为多，如核桃、板栗、榛子、松子、白果、腰果等，也包括花生、葵花子、西瓜子、南瓜子等草本植物的种子。

硬果营养丰富，其所含能量较高，并可为人体提供脂肪、糖类、维生素E、B族维生素、钾、镁、磷、钙、铁、锌、铜等营养成分。其中不饱和脂肪酸和维生素E含量较高，也是矿物质的良好来源。硬果类有的品种含少量胡萝卜素和相当数量的维生素C。许多硬果属于传统的滋补品，如银杏、核桃等，具有强身健体的功效。硬果虽为营养佳品，但因其所含能量较高，不可过量食用。

各种类型的硬果因其品种不同，营养价值也稍有差别：

（一）核桃

核桃含脂肪60%以上，蛋白质含量15%左右，含有大量维生素E，B族维生素和丰富的钾、钙、锌、铁等矿物质元素，是一种重要的保健食品。其脂肪当中亚油酸约73%，具有降低胆固醇的作用。

核桃可以作为菜肴的主料和辅料，如桃仁炒鸡丁、琥珀桃仁等，也是一些传统食品的主要原料。

（二）榛子

榛子是营养极其丰富的硬果，其中含有大量维生素E和多种矿物质元素，其中钾、钙、铁和锌等矿物质含量高于核桃、花生等硬果，为矿物质的良好膳食来源。榛子的脂肪中以不饱和脂肪酸为主。在烹饪中多用于辅料。

（三）杏仁

杏仁的脂肪和蛋白质含量高，还含有大量维生素E和多种矿物质元素，其中维生素B_2含量较为丰富，铁和锌含量也很高。大杏仁是脂肪、蛋白质、钾和钙的良好来源。

在我国杏仁的食用范围较广，既可以用作零食，也可以用于制作菜肴，还用作杏仁菜、杏仁豆腐、杏仁露等加工制品。在西餐中常用于甜品食物的配料。

（四）花生

花生含脂肪40%以上，是我国北方重要的油料作物，其脂肪当中亚油酸和油酸占70%以上，蛋白质含量20%左右，含有大量维生素E、B族维生素和钾、钙、铁、锌等矿物质元素。

最新研究表明，花生具有延缓衰老、防止便秘、补血、降血脂等功能。

花生在烹饪中有多种用途，可以炒食、煮食、炸食、腌渍，是主要的零食和凉菜，也可以用来制作热菜，如宫保鸡丁里的花生是一种重要的辅料。此外、花生也是许多糕点、零食、糖果的主要原料。

（五）葵花籽

葵花籽富含脂肪，蛋白质含量较高，并含有较多赖氨酸。含有大量维生素E、B族维生素和多种矿物质元素，特别是锌的含量非常丰富。

葵花籽多用来烹调菜肴和制作糕点。炒葵花籽是我国居民喜爱的主要休闲食品之一。

任务2 | 动物性原料的营养价值

任务驱动

1 评价动物性原料营养含量上的优缺点。

2 动物性原料的营养素分布与部位有无关系？

知识链接

一、畜、禽肉原料的营养价值

肉类食品种类很多，膳食中人们常用的畜禽肉类有猪、牛、羊肉和鸡、鸭、鹅等。畜禽肉类食品的营养成分随着动物种类、年龄、部位及肥瘦程度的不同而有显著差异。

（一）蛋白质

畜肉和禽肉其蛋白质含量相近似，均在10%~20%，家畜、家禽的肌肉组织和内脏，如肝脏蛋白质含量高，肥肉中蛋白质含量较瘦肉少。猪肉（肥瘦）的蛋白质含量为13.2%，猪肝13.9%；牛肉18.1%（瘦肉20.2%），牛肝19.8%；羊肉（肥瘦）19.0%，羊肝17.9%；鸡肉19.3%，鸡肝16.6%；鸭肉15.5%，鸭肝14.5%；鹅肉17.9%。肉类蛋白质多为完全蛋白质，其氨基酸组成与人体蛋白质相似，营养价值高。用动物蛋白质可以补充谷类蛋白质的缺乏和不足。

（二）脂肪

脂肪含量随肉类的不同而异，一般肥肉脂肪多于瘦肉。畜肉脂肪的平均含量：猪肉（肥瘦）为37.0%，肥肉90.4%；牛肉（肥瘦）13.4%；羊肉（冻绵羊）24.5%，羊肉（肥瘦）14.1%，鸡9.4%，鸭19.7%，鹅19.9%。

肉类脂肪的主要成分为各种脂肪酸的甘油三酯及少量卵磷脂、胆固醇和游离脂肪酸。畜肉脂肪中多含饱和脂肪酸，呈现较高的熔点；禽肉脂肪中不饱和程度比畜肉类高，亚油酸含量约为20%，脂肪熔点较低。

（三）碳水化合物

畜禽肉的碳水化合物含量很低，为0.2%~4%，主要以糖原形式贮存于肌肉和肝脏，含量与动物的营养状况及健壮情况有关。动物宰杀后，由于酵解作用的原因，使糖原含量逐渐降低。

（四）无机盐

畜禽肉无机盐含量为0.8%~1.2%。铁和磷较多，铜量少，钙也较低。其中铁主要以血红蛋白形式的铁存在，不易受食物其他因素干扰，因此消化吸收率较高。

（五）维生素

肉类可提供多种维生素，是B族维生素的最好来源，尤以瘦肉中维生素B_1最高。动物的内脏（尤其是肝）是动物体内含各种维生素最丰富的器官，是维生素的重要来源。

禽类中幼鸡肉的烟酸含量较高，且红肌比白肌的维生素B_1和维生素B_2丰富。

二、乳及乳制品的营养价值

乳和乳制品是营养价值最高的食品之一，是膳食中钙、维生素B_2、蛋白质等营养素的重要来源，也是脂肪、其他B族维生素的良好来源。

（一）蛋白质

牛乳中蛋白质含量约为3.0%，以酪蛋白为主，占86%；其次为乳白蛋白，约9%；乳球蛋白较少，约3%；人乳蛋白质含量较低，为1.3%。乳类蛋白质均是含有全部必需氨基酸的完全蛋白质，其营养价值和利用率都很高。

（二）脂肪

牛乳脂肪含量为3.2%，人乳稍高，为3.4%。其中低溶点的油酸占33%，故乳脂的溶点较低，如牛乳脂肪为34.5℃，牛乳中的脂肪成乳糜化的极小颗粒状态，均匀地分布在乳汁中，易被消化吸收，乳脂中含有必需脂肪酸，卵磷脂和脂深性素，并且有良好的色、香、味，此外还含有少量的胆固醇。

（三）碳水化合物

乳类中的碳水化合物99.8%为乳糖，牛乳中的含量为3.4%，较人乳少。乳糖有调节胃酸，促进胃肠蠕动和消化腺分泌等作用。乳糖的消化吸收率很高。

（四）无机盐

牛乳中的无机盐以钙、磷、钾含量最丰富，钙含量高达104mg/100g，是人乳的3倍多，且易于消化吸收。但含铁量低。牛乳中成碱元素多于成酸元素，因此乳属于碱性食品，有助于维护体内酸碱平衡。此外，乳类还含有多种微量元素，如铜、锌、碘、硒等。

（五）维生素

牛乳中含有维生素A、维生素D、维生素C、维生素B_1、维生素B_2、烟酸和维生素E等多种维生素，其中维生素B_2和维生素E含量较高，故牛乳是维生素B_2的良好来源。

乳类及乳制品的营养成分见表2-1。

表2-1 乳类及乳制品营养成分

食物名称	能量/（kcal）	水分/g	蛋白质含量/g	脂肪/g	碳水化合物含量/g	维生素A含量/mg	硫胺素含量/mg	烟酸含量/mg
黄油	892	0.5	14.4	98.8	0	—	—	—
炼乳	332	26.2	8.0	8.7	55.4	41	0.03	0.3
母乳	65	87.6	1.3	3.4	7.4	11	0.01	0.2

续表

食物名称	能量/（kcal）	水分/g	蛋白质含量/g	脂肪/g	碳水化合物含量/g	维生素A含量/mg	硫胺素含量/mg	烟酸含量/mg
牛乳	54	89.8	3.0	3.2	3.4	24	0.03	0.1
酸奶	72	84.7	2.5	2.7	9.3	26	0.03	0.2
牛奶粉	361	3.0	36	1.0	52.0	—	0.35	1.1

三、禽蛋类的营养价值

蛋类是人们普遍食用的营养价值很高的食品，也是广泛应用的烹饪原料。在我国的膳食中占有极重要的地位。蛋类包括鸡蛋、鸭蛋、鹅蛋、鹌鹑蛋、鸽蛋及其加工制成的咸蛋、松花蛋等。

不同品种的蛋类，其营养成分大致相同。各种蛋类的蛋白质含量相似，全蛋为12%左右，蛋黄高于蛋清，加工成咸蛋或松花蛋后，无明显变化。蛋类蛋白质氨基酸组成与人体需要最为接近，营养价值很高，优于其他动物性蛋白。鸡蛋中脂肪含量10%~15%，98%的脂肪存在于蛋黄中，蛋清中含脂肪极少。蛋黄中的脂肪消化吸收率高。蛋黄中维生素含量十分丰富，且种类较为齐全，包括所有的B族维生素、维生素A、维生素D、维生素E、维生素K和微量的维生素C。矿物质主要存在于蛋黄中，为1.0%~1.5%，其中钙、磷、铁、锌、硒等含量丰富。蛋类中碳水化合物含量较低，蛋黄是磷脂的极好来源。

四、水产品的营养价值

种类繁多的水产品，以其鲜美独特的味道、奇异的外观形态、优质的营养成分深受人们的喜爱，为人类机体获得全面营养提供了物质基础。水产品一般包括鱼类、虾蟹类和贝类。

（一）鱼类的主要营养价值

鱼类分淡水鱼和海水鱼，其营养价值与畜肉类相近似，所以鱼类食品也是营养价值较高的食品之一。

1. 蛋白质

鱼类蛋白质含量一般为15%~20%，其蛋白质的氨基酸组成与肉类很接近，属于完全蛋白质，蛋白质中的必需氨基酸以赖氨酸、蛋氨酸、苏氨酸最为丰富，生物学价值较畜肉蛋白质高。鱼肉的肌纤维细而短，肌球蛋白和肌浆蛋白相互联系疏松，因此，比畜肉蛋白质易于消化。

2. 脂肪

鱼类脂肪含量为1%~10%，多数为1%~3%，是一类低脂肪食品，个别鱼种如鲥鱼高达17%。鱼类脂肪多为不饱和脂肪酸组成，通常呈液态，易被人体消化，但容易被氧化，不易保存。

3. 无机盐

鱼肉含无机盐及微量元素丰富，钙、磷、钾、钠、锌、铜、铁、锰、镁、硒等均有，鱼肉的钙、磷、钾、镁、硒含量比畜肉高，鱼肉的钙含量为30~80mg/100g，畜肉仅为6mg/100g，鱼肉的磷含量为180~204mg/100g，畜肉为162mg/100g，鱼肉含硒14.31~19.47μg/100g，畜肉为9.5μg/100g。海水鱼的钙、碘含量比淡水鱼高。

4. 维生素

鱼肉的维生素B_2、维生素E都比肉类高，此外还含有较丰富的烟酸和一定量的维生素B_1，鱼油里有维生素A、维生素D，特别是鱼肝的脂肪中，含维生素A和维生素D极为丰富，是其他肉类不可相比的。

（二）几种水产品和干制水产品的主要营养价值

1. 甲鱼

甲鱼又称团鱼、元鱼、鳖等，是一种水产爬行动物。其营养价值非常丰富，肉味特别鲜美可口，尤其是背盘、周缘柔软的“裙边”别有滋味。甲鱼含有蛋白质、脂肪、碳水化合物、无机盐、维生素B_1、维生素B_2、烟酸、维生素A等多种营养成分。它具有养筋、滋阴、活血等功效。常食甲鱼可降低胆固醇。其肉、甲、头、血、胆、脂肪均可入药。

2. 鱼翅

鱼翅是鲨鱼背鳍、胸鳍、尾鳍的干制品，有黄、白、灰、青等色，以前三色为好，比较著名的品种是产于菲律宾吕宋岛附近的吕宋黄。其主要成分为软骨黏蛋白、胶原蛋白，弹性蛋白，所以能被食用。此外，还含有脂肪及较多的钙、磷和铁。鱼翅由于稀少而名贵，但它是一种不完全蛋白质，营养价值并不太高。

3. 虾米

虾米即海米或干虾仁，营养丰富，味道鲜美，除蛋白质含量非常丰富外，还含有脂肪和很高的钙、磷、铁、硒及较多的维生素B_1、维生素B_2和烟酸等。

4. 海参

海参是一种高蛋白、低脂肪、低胆固醇食品，干海参每100g含蛋白质76.5g、脂肪1.1g、碳水化合物13.2g、无机盐4.2g。此外还含有氨基酸和维生素等多种营养成分，是味道鲜美、营养丰富的名菜，对老年人是良好的滋补品，对高血压、冠心病、肝炎等患者也具有一定疗效。

任务3 加工性原料的营养价值

任务驱动

1 动物油与植物油的营养特点。
2 常用调味品的营养价值。

知识链接

一、食用油脂的营养价值

油脂类食物，在日常膳食中占有很重要的地位，包括植物油和动物油脂。动物油脂包括动物体脂、乳脂及鱼类脂肪；植物油有豆油、菜籽油、花生油、芝麻油、棉籽油、葵花籽油、亚麻油、核桃油、玉米油、米糠油、棕榈油等。

所有的油脂类食物，除乳脂外，几乎都不含蛋白质和糖类，矿物质含量也很少。油脂是脂肪酸和甘油的混合物，可供给人体必需的脂肪酸，如亚麻油酸（十八碳二烯酸）、亚麻油稀酸（十八碳三烯酸）及花生油稀酸（廿碳四烯酸）等。它还含磷脂类及胆固醇，有时也含脂溶性维生素（维生素A、维生素D、维生素E等），并有利于它们的吸收和利用。在烹调胡萝卜时适当增加点油脂可以促进对营养素的吸收。

油脂的营养价值，视其吸收率的高低而不同（表2-2）。一般来说，熔点在37℃以下者吸收率最高，可达97%~98%；熔点在37~50℃以下者吸收率为90%；熔点超过60℃者则难于吸收。植物油称为油，含不饱和脂肪酸多，在常温下为液态，其吸收率较高；动物油称为脂，含饱和脂肪酸多，常温下多为固态，吸收率也较低。

表2-2 几种油脂的熔点（℃）、脂肪酸组成（%）和吸收率（%）

油脂名称	熔点/℃	吸收率/%	豆蔻酸含量/%	软脂酸含量/%	硬脂酸含量/%	油酸含量/%	亚二麻稀油酸含量/%
猪油	36~46	94	11	30.2	17.9	41.1	6.4
牛油	42~50	89	2.5	31.7	24.5	44.5	2.3
羊油	44~45	81	4.5	24.6	30.5	36.5	4.3
豆油	室温下呈液态	97.5	—	6.8	4.4	35.6	50.7
花生油	室温下呈液态	98.3	—	8.3	3.1	54	26
菜籽油	室温下呈液态	99	1.5	—	1.6	20.4	14.5
芝麻油	室温下呈液态	98	—	8.2	3.6	45.3	41.2

二、酒类的营养价值

酒是一种含有乙醇的饮料。在人类发展的文明中，酒与人们的生活结下了不解之缘，并形成了独特的“酒文化”，酒成为一种富于魅力的饮料。

（一）白酒

白酒的主要成分是酒精（乙醇）。根据酒精含量的多少，白酒又可分为低度酒和高度酒。因原料、酿造、加工、贮藏等条件不同，酒的品种极多，成分也有差异。成分除含有乙醇外，也含有高级醇类、脂肪酸类、酸类和醛类等，以及少量的挥发性酸和不挥发性酸。白酒中含有少量的钠、铜、锌，几乎不含维生素和钙、磷、铁等。

（二）啤酒

啤酒是用大麦芽和具有芳香气味的啤酒花为主要原料，经过糖化和发酵酿制出来的一种含有二氧化碳的低浓度酒精饮料。含有丰富的营养，被誉为“液体面包”每100g啤酒中含酒精3.4g，热量355.94kJ，蛋白质0.4g，糖类3.1g，维生素$B_1$0.2mg，维生素$B_2$0.02mg，叶酸7μg，泛酸0.08mg，烟酸1mg，钙4mg，铁0.3mg，钠2.5mg，镁7mg，锌0.01mg。

啤酒也是一种调味品，用于烹调菜肴，著名的品种如啤酒鸭。

（三）黄酒

黄酒又名料酒，是由糯米粉加酒曲酿制而成的。黄酒的营养价值超过了啤酒和葡萄酒，含蛋白质1.2%~2.0%，含维生素B_1、维生素B_2、烟酸、钾、钙、镁、铁、锰、铜、磷和硒等。黄酒中含有18种氨基酸，其中有9种必需氨基酸，5种半必需氨基酸和4种非必需氨基酸。

黄酒在烹饪中是最佳酒类调味品。

三、调味品的营养价值

调味品在菜肴烹制中有非常重要的作用，清代美食家袁枚对此有很高的评价：厨者之作料，如妇人之衣服首饰也，虽有天姿，虽善涂抹，而敝衣褴褛，西子亦难以为容。同时，调味品也可以为人体提供丰富的营养素。

（一）盐

盐又称食盐、盐巴，是海水或盐井、盐池、盐泉中的盐水经煎晒而成的结晶物，无色或白色。主要成分是氯化钠，约占99.9%，同时还含有少量的钾、镁、碘、钙等矿物质。

（二）味精

味精又称味素或味粉，是一种采用微生物发酵的方法，由面筋或淀粉制成的现代调味品。味精营养丰富。据现代营养科学研究分析测定，每100g味精中，含蛋白质40.1g、脂肪0.2g、糖类26.5g、维生素$B_1$0.08mg、烟酸0.3mg、钙100mg、铁1.2mg、锌0.31mg，磷4mg、硒0.98μg。

（三）醋

醋是保健灭菌的最佳调料，有很高的营养价值。每100g食醋中，含水72.6~99.4g、热量25.1~381kJ、蛋白质0.1~0.9mg、钙14~85mg、糖类2.8~18.5g、维生素$B_1$0.01~0.04mg、钙14~85mg、磷23~448mg、铁0.5~14.1mg。另外，还含有少量其他维生素以及钾、钠、镁、铜、硒等。

（四）酱油

酱油在烹饪中用途广泛，不但可以为菜肴增色增味，而且还含有丰富的营养。每100g含水66.9g、蛋白质2.0g、糖类17.2g、粗纤维0.8g、钙97mg、磷31mg、铁5.0mg、硫胺素0.05mg、维生素$B_2$0.78mg。

现代研究发现，酱油中含15种醇、15种醛或酮、9种酯、4种内酯、6种呋喃、13种有机酸及16种其他化合物。

项目三 合理营养

学习目标 1 掌握合理烹调的意义和方法

2 掌握营养强化的概念

3 了解营养强化的方法

案例导入 20世纪50年代，菲律宾人由于长期食用精白米，有相当一部分人患有脚气病，所谓脚气病并不是由真菌引起的脚气，而是因缺乏维生素B_1所引起的一种全身性疾病，它会使病人感到疲劳虚弱、小腿沉重、肌肉疼痛、头痛、失眠，严重的会肌肉萎缩、手足痉挛，下肢水肿，甚至因心力衰竭而导致死亡。由于菲律宾当时的生活水平不高，医疗条件欠缺，脚气病的死亡率曾一度高达11%~15%。为了防治脚气病，一位名叫威廉斯的博士首次成功运用经过化学处理的维生素B_1溶液，浸渍或喷洒在精米的表面，然后烘干，使维生素附在米粒上形成薄膜，即使搓洗蒸煮，养分仍然完好无损。菲律宾广泛推广这一方法后，脚气病发病率骤减。这一成就迅速誉满全球。

案例思考 在对烹饪原料进行烹调、加工、运输和储存过程中，原料本身所含有的营养素发生了什么样的变化？这些变化是否会影响到人体的健康？我们应该采取什么措施避免以上事件发生？

任务1 合理烹调

任务驱动

1 什么是合理烹调?

2 合理烹调有哪些方法?

知识链接

一、合理烹调的意义

合理烹调是指从烹调的各个环节和操作过程采用合适的方法、配方和技术，综合考虑食品营养、卫生安全和膳食美感三方面的关系，以烹调出理想的膳食。

在加工烹调的过程中，因金属、热和各种调味的作用，烹饪原料中营养素会发生各种物理化学反应，有可能造成营养素的损失。科学的烹调方法一方面可以提高菜肴的感官质量，另一方面可避免不良反应的发生，从而最大限度地保留原料内的营养物质。采用合理的刀工和烹调方法，使制成的食品尽可能多地保存原有的营养素，具有良好的色、香、味、形的感官性状，合乎卫生安全要求，以维持和提高食物中的营养价值和食用价值。

二、合理烹调的方法

合理烹调应该从合理配菜开始到合理加工的各个环节，从工艺过程来看，应该在以下几方面做到合理烹调。

（一）合理清洗

烹饪原料在加工烹调之前大多要经过清洗，在清洗时应采用科学的方法，否则易造成营养素流失。淘米时一般不超过三次，如果用水反复冲洗或用力搓洗会造成水溶性维生素溶于水而流失。淘米次数越多，营养素损失越多。每淘洗一次，维生素B_1可流失31%以上，维生素B_2损失25%左右，无机盐可损失70%。

对于蔬菜最好在清洗之后再进行切配，可以用清水冲洗，同时用手轻轻揉搓，将蔬菜表面的附着物和虫卵去掉。尽量避免长时间在水中浸泡。

（二）科学切配

在切配时最好使用锋利的菜刀，使原料切口整齐划一，不仅美观，还对减少原料细胞的破坏，从而减少营养素的损失。有些原料可以带皮食用的，尽量整个食用，如红薯、萝卜等。

（三）沸水烫料

沸水烫料即烹调技法中的焯水，可以去掉蔬菜中的草酸和涩味等，有利于人体对钙、铁等无机盐的吸收。在焯水时可在沸水锅中加入少许色拉油，因色拉油能均匀地包裹在原料表面，这样既能保持蔬菜的色泽，又能减少原料内水分的外溢，避免蔬菜的营养损失。

焯水时，应水量足，时间短，不应长时间热水焯。如对绿叶蔬菜焯水时，加热时间过长，其中的维生素C损失严重。对于可以带皮焯水的蔬菜最好带皮焯水，以减少烹饪原料营养素的损失。

（四）上浆挂糊

上浆挂糊的原料在高温加热时，利用浆和糊形成的保护膜间接受热，使自身一些营养素免受高温加热的破坏。若原料在高温中炸、烤，碳水化合物、蛋白质会焦化，维生素会分解，不仅损失一部分营养素，还易产生一些有毒物质。上浆挂糊可以减少烹饪原料中脂溶性和水溶性营养素的损失，减少其水分流失，使菜肴更加鲜嫩。

此外，糊和浆在制作时所用的原料本身也含有一定量的营养素，从而也增加了食物的营养素含量。

（五）适当加醋

烹调蔬菜时，适量加醋能减少维生素的损失，特别是维生素C。醋还能促进钙、磷的吸收，如在熬制带骨原料时加少量的醋，可使骨头加快变软，使骨中的矿物质溶出分散在汤中，利于人体消化吸收。

（六）旺火急炒

蔬菜中的维生素遇热易被破坏，加热时间越长，维生素损失越多。旺火急炒使蔬菜的受热时间短，缩短了维生素C受热、氧化的时间，从而减少了维生素C损失的机会；炒锅内的温度大于200℃，能使蔬菜内的氧化酶迅速变性，从而减少维生素C的损失；旺火急炒使蔬菜的水分损失较少，故而使水溶性的维生素C不至于随水分的溢出而流失，同时也可以减少无机盐的溶解损失。用旺火炒制蔬菜，可使蔬菜中的维生素C保存率达50%~80%。

旺火急炒时，加盐不宜过早。过早加盐，由于渗透压增大会使原料中的水分和水溶性营养物质溶出，而遭受氧化破坏或流失。

任务2 营养强化

任务驱动

1 营养强化的意义。
2 营养强化食品的种类。

知识链接

一、营养强化的意义

（一）弥补天然食物的营养缺陷

除母乳以外，自然界中没有一种天然食品能满足人体的各种营养素需要。不同的环境条件、不同生理阶段人体对营养素需求也不相同（如母乳仅是4~6个月婴儿的最好的食物），例如，米和面含热能多，但缺乏维生素，赖氨酸等必需氨基酸的含量也偏低；新鲜果蔬含有丰富的维生素C，但其三大产能营养素含量低；至于那些含有丰富优质蛋白质的乳、肉、禽、蛋等食物，其维生素含量则多不能满足人类的需要，尤其缺乏维生素C。对于居住地区不同的人，由于地球化学的关系，食物可能缺碘，或者缺硒。因此，有针对性地进行食品强化、增补天然食物缺少的营养素，可大大提高食品的营养价值，改善人们的营养和健康水平。

（二）补充食品在加工、储存及运输过程中营养素的损失

多数食品在消费之前需要储存、运输、加工、烹调才能到达消费者手中。在这一系列过程中，机械的、化学的、生物的因素均会引起食品部分营养素的损失，有时甚至造成某种或某些营养素的大量损失。例如在碾米和小麦磨粉时有多种维生素的损失，而且加工精度越高，损失越大，有的维生素损失高达70%以上。又如在水果、蔬菜的加工过程中，很多水溶性和热敏性维生素均被损失50%以上。因此，为了弥补营养素在食品加工、储存等过程中的损失，满足人体的营养需要，在上述食品中适当增补一些营养素是很有意义的。

（三）简化膳食处理，方便摄食

由于天然的单一食物不可能含有人体所需全部营养素，人们为了获得全面的营养就必须同时进食多种食物。例如，婴儿的膳食处理很繁杂。即使母乳喂养的婴儿，在6个

月以后，也必须按不同月龄增加辅助食品，如肝泥、蛋黄、肉末、米粥或面片、菜泥、菜汤和果泥等，用于补充其维生素等不足。若在乳制品中强化多种维生素和矿物元素等供给婴儿食用，可以很方便地满足婴儿的营养需要。

（四）适应不同人群的营养需要

对于不同年龄、性别、工作性质以及处于不同生理、病理状况的人来说，他们所需营养是不同的，对食品进行不同的营养强化可分别满足需要。例如，对于矿工来说，因为工作环境特殊，容易导致钙缺乏。若在其膳食中使用维生素D和钙强化食品，可更好地满足人体对钙的需要。

（五）预防营养不良

营养强化是营养干预的主要措施之一，在改善人群的营养状况中发挥着巨大的作用。从预防医学的角度看，食品营养强化对预防和减少营养缺乏病，特别是某些地方性营养缺乏病具有重要的意义。例如对缺碘地区的人采取食盐加碘可大大降低甲状腺肿的发病率（下降率可达40%~95%），用维生素B_1强化食品防治食米地区的维生素B_1缺乏病，用维生素C强化食品防治维生素C缺乏病等。与营养补充剂或保健食品比较，营养强化食品对于改善营养缺乏不仅效果良好，而且价格低廉，适于大面积推广。在发达国家，营养强化已经具有很长的历史，并取得了很大的成功，积累了很多的先进经验。现在，越来越多的发展中国家也开始重视并采取多种措施，大力推行食品的营养强化。

二、对食品营养强化的基本要求

（一）有明确的针对性

进行食品营养强化前必须对本国本地区的食物种类及人们的营养状况做全面细致的调查研究，从中分析缺少哪种营养成分，然后根据本国、本地区人们摄食的食物种类和数量，选择需要进行强化的食物载体以及强化剂的种类和用量。例如，日本居民多以大米为主食，其膳食中缺少维生素B_1，他们根据其所缺少维生素B_1的数量在大米中增补。我国南方也多以大米为主食，而且由于生活水平的提高，人们多食用精白米，致使有的地区维生素B_1缺乏病流行。因此，除了提倡食用标准米以防止维生素B_1缺乏病外，在有条件的地方也可考虑对精米进行适当的维生素强化。

对于地区性营养缺乏症和职业病等患者的强化食品更应仔细调查，针对所需的营养素选择好适当的载体进行强化。

（二）符合营养学原理

人体所需各种营养素在数量之间有一定的比例关系，应注意保持各营养素之间的平衡。食品营养强化的主要目的是改善天然食物存在的营养素不平衡关系，强化的剂量应适当，避免造成某些新的不平衡。这些平衡关系主要有：必需氨基酸之间的平衡，脂肪酸之间的平衡，产能营养素之间的平衡，维生素B_1、维生素B_2、烟酸与能量之间的平衡，以及钙、磷平衡等。

对于强化的营养素还需要考虑其生物利用率，尽量选用那些易于被人体吸收和利用的强化剂。

（三）符合国家的卫生标准

食品营养强化剂的卫生和质量应符合国家标准，如GBl4880—1994《食品营养强化剂使用卫生标准》；同时还应严格进行卫生管理，切忌滥用。特别是对于那些人工合成的营养素衍生物更应通过一定的卫生评价方可使用。营养素的强化剂量，各国多根据本国人民摄食情况以及每日膳食中营养素推荐摄入量确定。由于营养素为人体所必需，往往易于注意其缺乏的危害，而忽视过多时对机体产生的不良作用。如脂溶性维生素可在体内积累，若用量过大则可使机体发生中毒性反应。每个营养素的适宜剂量和过量的限度都不相同，因此强化剂量应该参照各国居民的营养素推荐摄入量和最高可耐受摄入量确定。

（四）尽量减少食品营养强化剂的损失

许多食品营养强化剂遇光、热和氧等会引起分解、转化而遭到破坏，因此，在食品的加工及储存等过程中会发生部分损失。为减少这类损失，可通过改善强化工艺条件和储藏方法，也可以通过添加稳定剂、保护剂来实现。同时，考虑到营养强化食品在加工、储藏等过程中的损失，进行营养强化食品生产时，需适当提高营养素的添加量。

（五）保持食品原有的色、香、味等感官性状

食品大多有其美好的颜色、气味和口味等感官性状。而食品营养强化剂也多具有本身特有的色、香、味。食品强化的过程，不应损害食品的原有感官性状而影响消费者的接受性。例如，用蛋氨酸强化食品时很容易产生异味，各国实际应用甚少。当用大豆粉强化食品时易产生豆腥味，故多采用大豆浓缩蛋白或分离蛋白。

（六）经济合理、利于推广

食品营养强化的目的主要是提高人们的营养和健康水平。通常，食品的营养强化需要增加一定的成本，但应注意营养强化食品的销售价格不能过高，否则不易向公众推广普及。要使营养强化食品经济上合理和便于推广，科学地选择载体食品是关键。食品营养强化时，应当选择广大居民普遍食用、经济上能够承受的食品作为载体。

三、营养政策和教育

（一）营养政策

营养政策是属于政府部门发布的一系列规范性文件，例如近二十年来已发布的《九十年代中国食物结构改革与发展纲要》《我国的膳食指南》《中国居民膳食指南》《推荐的每日膳食中营养素供给量标准》等都属于营养政策文件。随着我国营养工作的开展，这类文件将越来越多。营养政策性文件的制定程序不像法律那样繁杂，内容也不像法律那样高度概括、不便改变，而是灵活、方便、具体、可随时随地的根据变化的社会情况而修订。由于它是以国家的政权为后盾，所以也一样具有强大的社会调控力量。

为了保证和提高人民群众的营养水平，改善营养状况，必须采取相应的营养政策和措施，为此，除制定营养政策、指导人群合理膳食、进行营养教育外，还要注意做好食物资源的开发与利用、食品的强化、保健食品的开发等方面的工作。

（二）营养教育

目前我国营养知识宣传、教育工作还不够普及，人们虽能通过某些书籍、媒体（报刊、杂志、电视等）获得部分营养学知识，但由于没有正确的指导和系统的学习，对营养学知识仅有片面的了解。比如认为补钙就是喝骨头汤，营养就是多吃鱼、肉、蛋、乳等动物性食物等。因此，大力宣传普及营养学知识，对提高全国人民的体质，保证中华民族繁荣昌盛，具有深远的历史意义。

知识拓展

1997年12月5日，国务院办公厅发出《关于印发中国营养改善行动计划的通知》，第二十五条强调了要加强营养人才的培训及营养教育，具体要求如下：

1. 加速培养营养人才

在办好正规的高等和中等医学院校有关营养类专业教育的同时，通过各种形式发展营养教育，逐步在农业、轻工、商业、粮食等院校开设有关营养科学课。

2. 加强培训在职营养专业人员

制订培训计划和做出相应的规定，使营养人才得到合理的使用。

3. 有计划地对从事餐饮业、农业、商业、轻工、医疗卫生、疾病控制、计划等部门的有关人员进行营养知识培训

4. 将营养知识纳入中小学的教育内容

教学计划要安排一定课时的营养知识教育，使学生懂得平衡膳食的原则，培养良好的饮食习惯，提高自我保健能力。

5. 将营养工作内容纳入到初级卫生保健服务中

提高初级卫生保健人员的营养知识水平，并通过他们指导居民因地制宜、合理利用当地食物资源，改善营养状况。

6. 利用各种宣传媒介，广泛开展群众性的营养宣传教育活动

推荐合理的膳食模式和健康的生活方式，纠正不良饮食习惯。

随着生活水平的日益提高、食物选择种类的多样化，人类的膳食组成在不断地改变，在我国由于膳食营养不够合理而导致的疾病也与日俱增，营养素不足与营养素过剩并存。人们在吃得好的同时，大部分人并不知道如何吃得科学、吃得符合膳食营养原则，因此，有必要加强社区营养建设，对健康人、病人进行营养知识的教育和帮助。

四、食品营养强化

（一）食品营养强化的概念

食品营养强化：根据不同人群的营养需要，向食物中添加一种或多种营养素、或某些天然食物成分的食品添加剂，用以提高食品营养价值的过程称为食品营养强化，简称食品强化。

营养强化食品：为保持食品原有的营养成分，或者为了补充食品中所缺乏的营养素，按照一定标准向食品中添加一种或多种营养素或某些天然食物成分的食品添加剂，这样的食品称为营养强化食品。

食品强化剂：指为增强营养成分而加入食品中的天然的或者人工合成的属于营养素范围的食品添加剂。

营养强化剂不仅能提高食品的营养质量，而且还可提高食品的感官质量和改善其保藏性能。食品经强化处理后，食用较少种类和单纯的食品即可获得较为全面的营养。目前，我国批准使用的营养强化剂有100多种。目前，我国已基本确定将盐、面粉、食用油、酱油和儿童辅助食品作为食品营养强化战略的实施载体，维生素A、维生素B_1、维生素B_2、叶酸、烟酸、铁、碘、锌、钙、硒等营养素为添加的主要强化剂。强化食品在我国有的以立法强制的方式推广，有的则被政府倡导食用（图3-1）。

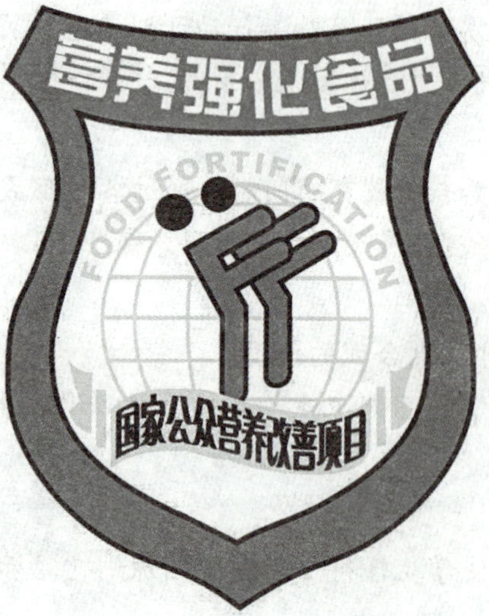

图3-1 营养强化食品标志

（二）食品营养强化的分类

1. 根据强化的目的不同，可将食品营养强化分为补偿强化和增量强化

补偿强化是指在食品中添加营养素以补偿在加工过程中所受的损失。增量强化是指在食品中添加营养素使这高于食品中原来的含量。

2. 根据强化营养素的种类不同，可将食品营养强化分为单一营养素强化和复合营养素强化

单一营养素强化是指在食品中添加一种营养素。复合营养素强化是指在食品中添加两种或两种以上营养素。

（三）常见营养强化剂与营养强化方法

食品强化剂主要包括维生素类强化剂、矿物质强化剂和氨基酸类强化剂三种。

1. 常见营养强化剂

（1）维生素类强化剂　维生素种类很多，按溶解性有脂溶性维生素和水溶性维生素之分。脂溶性维生素有维生素A、维生素D、维生素E、维生素K四种。人类易于缺乏并需要强化的是维生素A和维生素D。水溶性维生素包括维生素B复合物和维生素C等，需要强化的主要是维生素B_1、维生素B_2、维生素pp（烟酸）和维生素C等。

① 维生素A：常用于食品强化的维生素A有粉末和油剂两类，一般以视黄醇、视黄脂、棕榈酸视黄醇的形式添加。

β-胡萝卜素是在许多植物性食品中均含有的色素物质，既有维生素A的功效，又可作为食用天然色素使用，是一种比较理想的食品添加剂。

② 维生素D：利用酱油渣、酒糟等为原料提取的麦角甾醇，是目前使用较多的维生素D强化剂。常用于液体奶、乳制品及人造奶油的强化，用量分别为400~5000IU/kg。

③ 维生素C：维生素C是常用的强化剂。L-抗坏血酸除用于多种食品的维生素C强化外，还广泛用于防止氧化、保持鲜度及作为肉的发色助剂等使用。主要用于强化果汁、面包、饼干、糖果等。在橘汁中添加0.2~0.6g/kg，还具有提高制品风味的作用。

④ 维生素B_1：常用硫胺素盐酸盐和硫胺素硝酸盐。常用于强化面食制品。

⑤ 维生素B_2：我国重点应用的强化剂，常用于精制米面、奶油、花生酱等，用量为4~5mg/kg。

（2）矿物质强化剂　矿物质既不能在体内合成，也不会在代谢过程中消失。但是，体内每天都有一定量排出，故需从食品中补充。人体所需的矿物质种类很多，日常饮食一般均能满足机体需要，仅有少数几种如钙、铁和碘等易患不足，特别是对处于生长发育期的婴幼儿、青少年、孕妇和乳母，钙和铁的缺乏较为常见。碘的缺乏依生活环境条件而异。此外，近年来也有人认为锌、氟、铜等也有强化的必要。

① 钙强化剂：钙强化剂可分为有机钙和无机钙两类，乳类、豆类、动物骨骼中的钙为有机钙，而碳酸钙、磷酸钙为无机钙。

② 铁强化剂：常用铁强化剂有硫酸亚铁、柠檬酸亚铁、葡萄糖酸亚铁、乳酸亚铁、血粉、蛋黄等。

③ 锌强化剂：目前常用锌强化剂有醋酸锌、乳酸锌、硫酸锌、氯化锌，主要用于谷粉、奶粉、食盐、固体饮料的强化，用量为20~1000mg/kg。

④ 碘强化剂：目前我国常用碘化钾、碘化钠、加碘氯化钠作为碘强化剂，而国外常用稳定性更好的碘酸钾。主要用于食盐的强化，用量为20~50mg/kg。

（3）氨基酸类强化剂　人体不能合成或合成的量不足，需要从食物中供给的必需氨基酸对成年人来说有8种，对婴儿来说有9种。谷物中主要缺乏赖氨酸，豆类、乳类和肉类中蛋氨酸含量较少。因此，食品需要强化的主要是赖氨酸和蛋氨酸，也可包括色氨酸和苏氨酸。

目前常用的氨基酸强化剂有：α-赖氨酸、谷氨酸、L-色氨酸、L-天门冬氨酸、L-缬氨酸、α-异亮氨酸等。以α-赖氨酸强化最为常见，主要用于加工面包、饼干、面条的面粉强化，用量为1~2g/kg。

2. 强化方法

（1）在原料或必需食物中添加强化剂。

（2）在加工过程中添加强化剂。

（3）在成品中混入强化剂。

（四）常见营养强化食品

1. 强化面粉

在面粉等粮食中添加营养素，是我国继加碘食盐强化后，又一改善公众营养状况的重大举措。营养强化面粉是在面粉中添加维生素A、维生素B_1、维生素B_2、铁等人体所需的微量元素。在食用强化面粉后，试点地区人群的微量元素摄入量全面提高，营养性贫血状况明显好转。

2. 强化大米

大米是人类的主食之一，提供人类27%的热能，20%的蛋白质和3%的脂肪。大米也是硫胺素、核黄素、烟酸、锌等微量元素的重要食物来源。但是，大米中的营养素在加工过程的各个环节均有一定的损失，越是加工精白的大米，其营养素的损失越多，一般损失量大多在50%以上。加上烹饪过程中的损失，使硫胺素、核黄素、锌等各种微量元素的含量甚微。营养强化大米区别于营养药品和保健食品，它通过人们的一日三餐中的主食来补充营养，平衡膳食，合理营养，达到促进人们身体健康的目的。这是目前国际上推行的一种最为理想的主食营养强化途径。

3. 铁强化酱油

由于我国膳食中植物性食物占主要部分，铁的吸收率极低，因而缺铁性贫血是我国公众普遍存在的问题。针对目前我国大约有3亿人口存在缺铁性贫血和铁营养不良的现状，国家开始推广“酱油补铁”。有关部门在贵州地区进行了大规模的试验以后发现，当地缺铁性贫血的儿童比例由之前的42%减少到7%。我国在食盐补碘工程强制性推广了多年之后，正在积极推广以铁强化酱油为主的补铁工程，而此次的"酱油补铁"是国家实行的倡导性强化（图3-2）。

4. 强化食用油

维生素A缺乏在我国主要是亚临床表现。据首都儿科研究所的调查，我国处于中度维生素A缺乏的省份共有7个，其中6个为我国的西部省区，广西儿童维生素A缺乏率高达42%。植物油作为食物营养强化的载体之一，非常适合进行维生素A等脂溶性维生素的强化。针对影响维生素A保留的主要因素，在维生素A强化大豆色拉油推向市场时，采用了避光包装。因为光照是导致强化油中维生素A损失最重要的因素，而其他原因（如时间、烹调温度等）的影响较小。

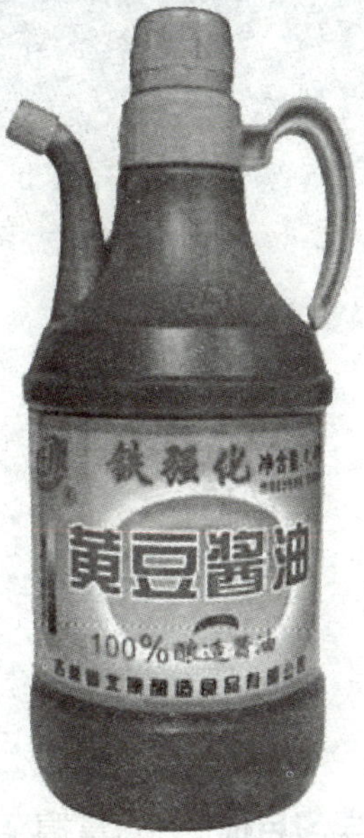

图3-2 营养强化酱油

5. 强化辅助食品

以奶粉为例，普通奶粉一般是鲜牛奶经过干燥工艺制成的粉末状乳制品，常见的有全脂淡奶粉、全脂加糖奶粉和脱脂奶粉等。配方奶粉是根据不同人群的营养需求，通过调整普通奶粉营养成分的比例，并强化所需的钙、铁、锌、硒等矿物质，维生素A、维生素D、维生素E、维生素C、B族维生素以及牛磺酸、低聚果糖等营养强化剂及功能因子等。配方奶粉一般分为婴幼儿配方奶粉、功能性配方奶粉、营养强化奶粉三种。北京等城市近年来儿童佝偻病发生率显著降低，这与近年来我国大力推广维生素A、维生素D强化奶粉有关，一些补铁、补锌的强化食品对降低贫血、缺锌的发病率起到一定作用。此外，用叶酸强化的孕妇、乳母专用食品，既可防止由于叶酸缺乏而产生如巨红细胞贫血等以外，更重要的是可防止妇女怀孕早期因体内叶酸缺乏而导致胎儿畸形。

项目四 平衡膳食与营养食谱设计

学习目标 1 掌握平衡膳食的原则

2 了解中国居民膳食指南的内容

3 掌握不同人群的营养需要

案例导入 近现代农副产品的生产已基本满足我国人民的膳食需要，同时食物烹调加工的不合理性，饮食的盲目性、随意性，以及现代生活使体力劳动不断减少，普通人群的热量消耗降低，热量摄入相对升高，导致体重增加、超重、肥胖发病。加之偏食、尤其是脂肪摄入量过多，碳水化合物、膳食纤维摄入过少。造成了膳食不平衡——或某几种营养素摄取过剩，或某几种营养素摄取不足，"富裕病"随之出现。此外，洋快餐进入我国市场，这种三高一低（高能量、高脂肪、高蛋白、低纤维）的膳食结构，易诱发肥胖病、冠心病、糖尿病等疾病。

案例思考 我们如何调整膳食来避免"富裕病"的发生？一旦出现了"富裕病"在日常膳食中应该注意哪些事项？

任务1 平衡膳食

任务驱动

1 什么是平衡膳食？平衡膳食对人体健康有何帮助？

2 我国目前的膳食结构有哪些优缺点?

知识链接

一、平衡膳食的概念

平衡膳食，又称合理膳食，是指根据不同人的年龄、性别、工作性质和生活环境等因素，确定人体对各种营养素的需要，为人体提供足够的热量和适当数量的各种营养物质，通过科学的食物搭配，合理的膳食制度组成的多样化膳食。

合理的营养是根据人们不同的身体状况来制定的，人们不同生活、工作环境对营养的需要也不相同，不同的年龄对营养素的需求量也有差异。

平衡膳食必须对膳食进行合理的调配，制定科学的膳食制度，通过合理的选料、加工和烹调制作而成的。平衡膳食有利于人体的健康，反之若膳食中各种营养素比例失调，将导致某些营养素摄入过多或不足，影响人体的身高、体重、智力等健康指标，使人体处于亚健康或不健康状态。

二、世界各地的居民膳食结构

膳食结构也称食物结构，是指消费的食物种类及其数量的相对结构。一个国家的膳食结构受民族习惯、地理环境、食物生产、人民的经济收入和营养知识水平等因素的影响，因此在世界上的不同国家、不同地区，均有不同的膳食结构和食物消费，并且各自具有不同的特点。由于影响膳食结构的这些因素是在逐渐变化的，所以膳食结构不是一成不变的，通过适当的干预可以促使其向更利于健康的方向发展。当今世界的膳食结构大体上可以分为以下三种类型:

（一）西方“三高”型膳食

这是以西方发达国家为代表的营养过剩型膳食结构，以欧美发达国家膳食为代表。此类型膳食结构中动物性食物所提供的热能比例较大，属高能量、高脂肪、高蛋白、低纤维，所谓“三高一低”膳食模式，尽管膳食质量比较好，但营养过剩，易导致“富裕型”疾病。

（二）以植物性食品为主的“营养不足型”膳食结构

以印度、印度尼西亚、巴基斯坦等多数发展中国家为代表。这些国家的膳食中植物性食物为主，动物性食物较少，可以满足人体对能量的需要，但蛋白质、脂肪摄入不足，常导致一些营养素缺乏，引起营养素缺乏症。

（三）“混合型”膳食结构

此种膳食类型以日本为典型代表，它融合了东、西方膳食结构的优点，动、植物性食物消费量比较均衡，其中植物性食品占较大比重，动物性食品也占有适当数量，能量、蛋白质、脂肪、碳水化合物摄入量基本符合营养要求，膳食结构比较合理。

（四）我国膳食结构的特点

1. 我国的膳食结构

我国人民当前的膳食结构既由目前的经济生活水平、人口与农业资源的平衡所决定，同时也是由人民千百年来的饮食生活经验积淀而成。随着社会生产的发展，人们的生活水平得到了普遍提高，但是膳食结构演变造成的营养不足与营养过剩的问题日渐突出，即“营养不良与营养过剩同在，贫困病与富裕病并存”。但总体来说我国的膳食结构仍属于以植物性食品为主，动物性食品为辅的膳食类型。

（1）优点

① 膳食结构以谷类为主：由于谷类食品中碳水化合物含量高，而碳水化合物是热能最经济、最主要的来源。

② 蔬菜丰富以及粗粮的摄入，使得人们摄入了大量的膳食纤维，因此，消化系统疾病及肠癌的发病率极低。

③ 饮茶、吃水果、甜食少，减少了糖的过多摄入。

④ 丰富的调料，如葱、姜、蒜、辣椒、醋等，具有杀菌、降脂、增加食欲、帮助消化等诸多功能。

（2）缺点

① 牛奶及奶制品摄入不足。牛奶的营养价值很高，又是钙的最好来源。

② 缺乏瘦牛肉、瘦羊肉、鱼等动物性食品，导致优质蛋白质摄入不足。

③ 食盐摄入过高。我国居民每人每天食盐摄入量平均13.5g，这与世界卫生组织在关于防治高血压、冠心病的建议中提出的每人每天食盐摄入量在6g以下的标准相差太远。白酒的消耗量过多。

2. 我国膳食结构的调整

结合我国目前膳食结构的状况，根据我国经济水平和居民饮食习惯，可做以下调整：

（1）我国传统膳食以谷类为主，随着生活水平的提高，要避免过多食用精加工的粮食制品，保持食物中含有一定量的膳食纤维。

（2）提高动物性食品在膳食中的比例，适当增加豆类、乳类的摄入量，为人体提供充足的蛋白质、钙、铁等营养素。

（3）选择性的食用一些营养强化食品，以弥补膳食的不足，特殊生理阶段或特殊工作的人群可根据自身的营养需要合理选择强化食品。

三、平衡膳食的原则

1. 保证机体能量平衡

根据年龄、性别、劳动强度和不同的生理状况等决定热量的供给量。三大热能营养素之间的比例要适当，对于成人来说，蛋白质的供给量一般为总热能的10%~15%，脂类供给量一般为总热能的20%~25%，碳水化合物一般总热能的60%~65%。

2. 提供适量的维生素

维生素的供给种类要齐全，数量要充足，对于加工烹调过程中易流失或易被破坏的维生素其供给量应适当高于人体需求量。

3. 提供适量的无机盐

无机盐参与构成机体组织和调节生理功能。不同人群对各种无机盐的需要量是不同的，应根据不同年龄和生理状况等提供充足的无机盐。但无机盐的供给量不宜过多，否则将影响人体健康。

四、膳食指南

膳食指南：或称膳食指导方针，或膳食目标，是根据营养学原则，结合国情制定的一组以食物基础的建议性膳食方法，以指导人们合理选择与搭配食物，提高健康水平。

2007年9月中国营养学会通过了“中国居民膳食指南”，其主要内容包括：

1. 食物多样，谷类为主，粗细搭配

人类的食物是多种多样的，各种食物所含有的营养成分不完全相同。除母乳外，任何一种天然食物都不能提供人体所需的全部营养素。平衡膳食必须由多种食物组成，才能满足人体各种营养需要，达到合理营养、促进健康的目的。营养学家把居民食用的食物分成5类。

（1）谷类及薯类　谷类包括米、面、杂粮；薯类包括马铃薯、甘薯、木薯等，主要提供碳水化合物、蛋白质、膳食纤维和B族维生素。

（2）动物性食物　动物性食物包括肉、禽、鱼、蛋、奶等，主要提供蛋白质、脂肪、矿物质、维生素A和B族维生素。

（3）豆类及其制品　包括大豆和其他豆类，主要提供蛋白质、脂肪、膳食纤维、矿物质和B族维生素。

（4）蔬菜水果类　包括鲜豆、根茎、叶菜、茄果等，主要提供膳食纤维、矿物质、维生素C和胡萝卜素。

（5）高热能食物　包括动植物油、淀粉、食用糖和酒类，主要提供能量。植物油还可提供维生素E和必需脂肪酸。

各种食物所含营养素均不相同，只有合理搭配，才能保证全面营养。谷类食物是中国传统膳食的主体，随着经济发展，生活提高，人们倾向于食用更多的动物性食物。

根据全国营养调查的结果，在一些比较富裕的家庭中动物性食物的消费量超过了谷类的消费量。这种“西方化”或“富裕型”的膳食提供的能量和脂肪过高，而膳食纤维过低，对一些慢性病的预防不利。提出谷类为主是为了提醒人们保持我国膳食的好传统，防止发达国家膳食的弊端。另外要粗细搭配，经常吃一些粗粮、杂粮等。稻米、小麦不要碾磨太精，否则谷粒表层所含的维生素、矿物质等营养素和膳食纤维大部分流失到糠麸之中。

2. 多吃蔬菜、水果和薯类

蔬菜与水果含有丰富的维生素、矿物质和膳食纤维。

蔬菜的种类繁多，包括植物的叶、茎、花、薹、茄果、鲜豆、食用蕈藻等，不同品种所含营养成分不尽相同，甚至悬殊很大。红、黄、绿等深色蔬菜中维生素含量超过浅色蔬菜和一般水果，它们是胡萝卜素、维生素B_2、维生素C和叶酸、矿物质（钙、磷、钾、镁、铁）、膳食纤维和天然抗氧化物的主要或重要来源。

有些水果维生素及一些微量元素的含量不如新鲜蔬菜，但水果含有的葡萄糖、果糖、柠檬酸、苹果酸、果胶等物质又比蔬菜丰富。

红黄色水果如鲜枣、柑橘、柿子和杏等是维生素C和胡萝卜素的极好来源。我国近年来开发的野果如猕猴桃、刺梨、沙棘、黑加仑等也是维生素C、胡萝卜素的丰富来源。

薯类含有丰富的淀粉、膳食纤维，以及多种维生素和矿物质。

薯类是我国传统膳食的组成部分，随着人们生活水平的提高，薯类的消费量在不断减少，但薯类兼有谷类和蔬菜的双重好处，应当提倡多吃薯类。

含丰富蔬菜、水果和薯类的膳食，对保护心血管健康、增强抗病能力、减少儿童发生干眼病的危险，以及预防某些癌症等方面有着十分重要的作用。

3. 每天吃奶类、豆类及其制品

奶类除含丰富的优质蛋白质和维生素外，含钙量较高，且利用率也很高，是天然钙质的极好来源。

我国居民膳食提供的钙普遍偏低，平均只达到推荐供给量的一半左右。我国婴儿佝偻病的患者也较多，这和膳食中钙摄入不足有一定的关系。大量研究工作表明，给儿童、青年人补钙可以提高其骨密度，从而延缓其发生骨质疏松的年龄；给老年人补钙也可能减缓其骨质丢失的速度。因此，应大力发展奶类的生产和消费。

豆类及其制品含有丰富的优质蛋白、不饱和脂肪酸，钙及维生素B_1、维生素B_2、烟酸等。大豆中还含有丰富的赖氨酸，可弥补谷类食物中赖氨酸的不足，提高膳食蛋白质的营养价值。

4. 常吃适量鱼、禽、蛋、瘦肉

鱼、禽、蛋、瘦肉等动物性食物是优质蛋白质，脂溶性维生素和矿物质的良好来源。

动物性蛋白质的氨基酸组成更适合人体需要，且赖氨酸含量较高，有利于补充植物性蛋白质中赖氨酸不足。肉类中铁的利用较好；鱼类特别是海水鱼所含不饱和脂肪酸有降低血脂和防止血栓形成的作用；动物肝脏含维生素A极为丰富，还富含维生素B_{12}、叶酸等，但有些脏器如脑、肾等所含胆固醇相当高，对预防心血管系统疾病不利。我国相当一部分城市和绝大多数农村居民平均吃动物性食物的量还不够，应适当增加摄入量。但部分大城市居民摄入动物性食物过多而谷类和蔬菜不足，对健康不利。

肥肉和荤油为高能量和高脂肪食物，摄入量过多往往会引起肥胖，并是某些慢性病的危险因素，应当少吃。

目前，猪肉仍为我国人民的主要肉食，猪肉脂肪含量高，应发展瘦肉型猪。鸡、鱼、兔、牛肉等动物性食物含蛋白质较高，脂肪较低，产生的能量远低于猪肉。应大力提倡吃这些食物，适当减少猪肉的消费比例。

5. 减少烹调用油量，吃清淡少盐的膳食

吃清淡膳食有利于健康，即不要太油腻，不要太咸，不要过多的动物性食物和油炸、烟熏食物。

目前，城市居民油脂的摄入量越来越高，这样不利于健康。我国居民食盐摄入量过多，平均值是世界卫生组织建议值的两倍以下。流行病学调查表明，钠的摄入量与高血压发病呈正相关，因而食盐不宜过多。

世界卫生组织建议，每人每日食盐的使用量以不超过6g为宜，因此，太油腻，太咸或熏制、泡制食品不宜多吃。膳食钠的来源除食盐外，还包括酱油、咸菜、味精等高钠食品，以及含钠的加工食品等。应从幼年就养成吃少盐膳食的习惯。

6. 食不过量，天天运动，保持健康体重

进食量与运动是控制体重的两个主要因素。食物提供人体能量，运动消耗能量。如果进食量过大而活动量不足，多余的能量就会在体内以脂肪形式积存即增加体重，久之发胖；相反若食量不足，劳动或运动量过大，可由于能量不足引起消瘦，造成劳动能力下降。所以，人们需要保持食量与能量消耗之间的平衡。

对于脑力劳动者和活动量较小的人应加强锻炼，开展适宜的运动，如快走、慢跑游泳等。对于消瘦的儿童应增加食量和油脂的摄入，以维持正常生长发育和适宜体重。体重过高或过低都是不健康的表现。可造成抵抗力下降，易患某些疾病，如老年人的慢性病或儿童的传染病等。经常运动会增强心血管和呼吸系统的功能，保持良好的生理状态、提高工作效率、调节食欲、强壮骨骼、预防骨质疏松。

7. 三餐分配要合理，零食要适当

合理安排一日三餐的时间及进食量，进餐定时定量。早餐提供的能量应占全天总能量的25%~30%，午餐应占30%~40%，晚餐应占30%~40%，可根据职业、劳动强度和生活习惯进行适当调整。一般情况下，早餐安排在6：30~8：30，午餐在11:30~13:30，晚餐在18:00~20:00进行为宜。要天天吃早餐并保证其营养充足，午餐要吃好，晚餐要适量。不暴饮暴食，不经常在外就餐，尽可能与家人共同进餐，并营造轻松愉快的就餐氛围。零食作为一日三餐之外的营养补充，可以合理选用，但来自零食的能量应计入全天能量摄入之中。

8. 每天足量饮水，合理选择饮料

水是膳食的重要组成部分，是一切生命必需的物质，在生命活动中发挥着重要功能。体内水的来源有饮水、食物中含的水和体内代谢产生的水。水的排出主要通过肾脏，以尿液的形式排出，其次是经肺呼出、经皮肤和粪便排出。进入体内的水和排出来的水基本相等，处于动态平衡。水的需要量主要受年龄、环境温度、身体活动等因素的影响。一般来说，健康成人每天需要水2500mL左右。在温和气候条件下生活的轻体力活动的成年人每日最少饮水1200mL。在高温或强体力劳动的条件下，应适当增加。饮水不足或过多都会对人体健康带来危害。饮水应少量多次，要主动，不要感到口渴时再喝水。补充水分最好选择白开水。

饮料多种多样，需要合理选择，如乳饮料和纯果汁饮料含有一定量的营养素和有益膳食成分，适量饮用可以作为膳食的补充。有些饮料添加了一定的矿物质和维生素，适合热天户外活动和运动后饮用。有些饮料只含糖和香精香料，营养价值不高。多数饮料都含有一定量的糖，大量饮用特别是含糖量高的饮料，会在不经意间摄入过多能量，造成体内能量过剩。另外，饮后如不及时漱口刷牙，残留在口腔内的糖会在细菌作用下产生酸性物质，损害牙齿健康。有些人尤其是儿童青少年，每天喝大量含糖的饮料代替喝水，是一种不健康的习惯。

9. 饮酒应限量

白酒除供给人体能量外，不含其他营养素。

在节假日、喜庆和交际场合人们往往喜欢饮酒。无限制地饮酒，会使食欲下降，食物摄入量减少，以致发生多种营养素缺乏，严重时还会造成酒精性肝硬化。过量饮酒会增加患高血压、中风等危险，并可导致事故及暴力的增加，对个人健康和社会安定都是有害的。应严禁酗酒，若饮酒可少量饮用低度酒，青少年不应饮酒。

10. 吃新鲜卫生的食物

食物放置时间过长就会引起变质，可能产生对人体有毒有害的物质。另外，食物中还可能含有或混入各种有害因素，如致病微生物、寄生虫和有毒化学物等。吃新鲜卫生的食物是防止食源性疾病、实现食品安全的根本措施。正确采购食物是保证食物新鲜卫生的第一关。烟熏食品及有些加色食品可能含有苯并芘或亚硝酸盐等有害成分，不宜多吃。食物合理储藏可以保持新鲜，避免受到污染。高温加热能杀灭食物中大部分微生物，延长保存时间；冷藏温度常为4~8℃，只适于短期贮藏；而冻藏温度低达-23~-12℃，可保持食物新鲜，适于长期贮藏。烹调加工过程是保证食物卫生安全的一个重要环节。需要注意保持良好的个人卫生以及食物加工环境和用具的洁净，避免食物烹调时的交叉污染。食物腌制要注意加足食盐，避免高温环境。有一些动物或植物性食物含有天然毒素，为了避免误食中毒，一方面需要学会鉴别这些食物，另一方面应了解对不同食物去除毒素的具体方法。

在选购食物时应当选择外观好，没有污泥、杂质，没有变色、变味并符合卫生标准的食物，严把病从口入关。进餐要注意卫生条件，包括进餐环境、餐具和供餐者的健康卫生状况。集体用餐要提倡分餐制，减少疾病传染机会。

五、平衡膳食宝塔

中国居民平衡膳食宝塔是根据中国居民膳食指南，结合中国居民的膳食把平衡膳食的原则转化成各类食物的重量，便于大家在日常生活中实行。平衡膳食宝塔共分五层（图4-1），包含我们每天应吃的主要食物种类。

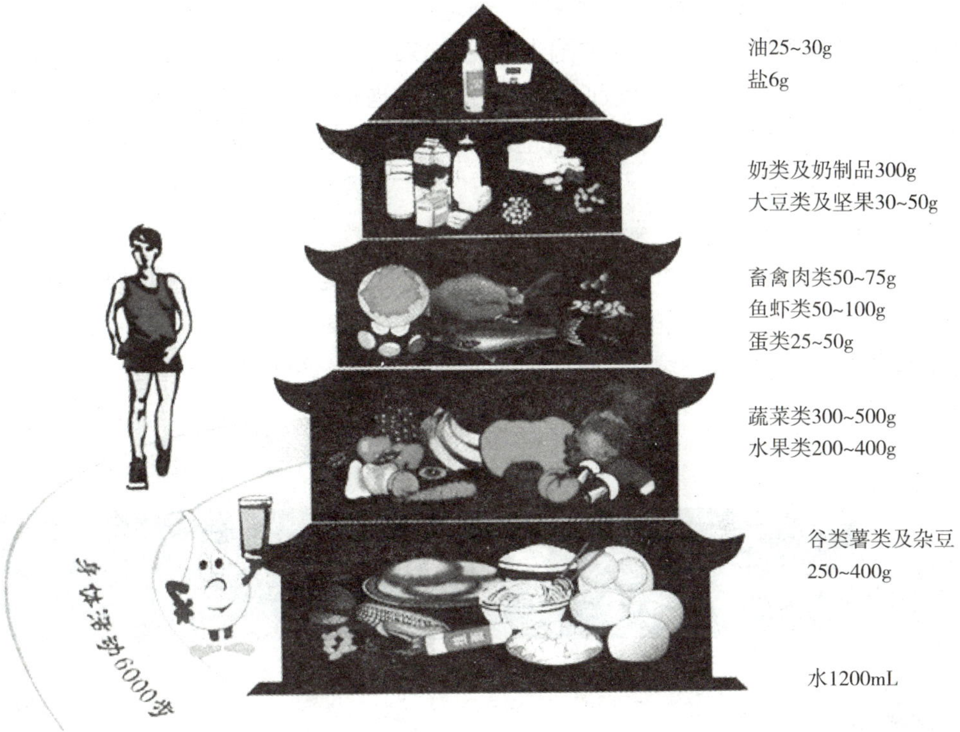

图4-1　平衡膳食宝塔食物组成

1. 第一层（最低层）

谷类薯类及杂豆250~400g、水1200mL。

米面为主，其中搭配的杂粮每日总量不宜超过谷类总量的1/3，它们是膳食中能量的主要来源。针对目前的居民消费情况，居民吃的精米、白面越来越多，《指南》提出吃得要粗一些、杂一些，吃一些玉米面、小米、高粱米等杂粮，这样增加膳食纤维以及B族维生素的摄入量。

2. 第二层

蔬菜类300~500g、水果类200~400g。

蔬菜和水果应多样化，有色蔬菜要占一半以上。有色蔬菜含的营养素更多。比如说维生素C，胡萝卜素在体内转换成维生素A，还有铁、钙等微量元素的含量也非常高。另外还有一些生物化学物质，也是人体代谢不可缺少的。

3. 第三层

畜禽肉类50~75g、鱼虾类50~100g、蛋类25~50g。

鱼、虾及其他水产品含脂肪很低，有条件可以多吃一些；肉类包含畜肉、禽肉及内脏，重量是按屠宰清洗后的重量来计算。这类食物尤其是猪肉含脂肪较高，所以生活富裕时也不应吃过多肉类。蛋类含胆固醇较高，一般每天不超过一个为好。

4. 第四层

奶类及奶制品300g、大豆类及坚果30~50g。

根据中国人膳食的特点，因为中国人的钙比较缺乏，就要求大家多喝奶类，多吃豆制品。100mL的奶可以提供100mg的钙。豆制品相当于50g豆子的豆制品。这些食物除了提供人体的钙质以外，还含有丰富的优质蛋白和矿物质等营养素。

5. 第五层（塔尖）

油25~30g、盐6 g。

尽量少食用动物油，植物油食用时最好经常更换种类，食用多种植物油以满足人体对脂溶性维生素和必需脂肪酸的需求。健康成年人一天食盐的建议摄入量不超过6g，一些调味品含有一定量的食盐也应计算在内，如一般20mL酱油中含3g食盐，10g黄酱中含1.5g食盐。

任务2 | 营养食谱的设计

任务驱动

1 设计营养食谱的目的是什么？

2 如何设计营养食谱？

知识链接

一、营养食谱编制的目的

（1）合理选择各类食物，达到平衡膳食　营养食谱可将各类人群的膳食营养素参考摄入量具体落实到用膳者的每日膳食中，使他们能按需要摄入足够的能量和各种营养素，数量充足且不过剩。

（2）通过编制营养食谱，可指导企业管理人员有计划的管理企业膳食，也有助于家庭有计划的管理家庭膳食，并且有利于成本核算。

二、营养食谱设计的原则

（一）保证营养平衡

1. 满足人体能量与营养素的需求
2. 膳食中提供各种营养素之间的比例适当
3. 食物多样化，酸碱性食物合理搭配
4. 每日三餐定时定量分配。对于儿童和老年人可以适当增加餐次

（二）照顾就餐者的个人饮食习惯

1. 饭菜讲究色、香、味、形
2. 口味多样

要考虑到进餐者的个人饮食习惯，可针对不同的进餐者采用不同的烹调方法，烹制不同口味的菜肴。

（三）经济合理

1. 适应进餐者的消费水平
2. 选择“物价——营养指数”高的食物
3. 考虑和季节、气候的变化
4. 了解市场行情，熟悉市场可供选择的原料

（四）符合卫生要求

所有菜肴、主食在制作时各个程序都要做到清洁卫生，以保证进餐者的身体健康。

三、营养食谱设计的方法

食谱编制的方法有计算法和食物交换法等。食物交换法简单易行，易于被非专业人员掌握。该法是将常有食物按其所含营养素量的近似值归类，计算出每类食物每份所含有的营养素值和食物质量，然后将每类食物的内容列出表格供交换使用，最后，根据不同能量需要，按蛋白质、脂肪和碳水化合物的合理分配比例，计算出各类食物交换份数和实际重量，并按每份食物等值交换表选择食物。本法对病人和正常人都适用。这里只介绍常用的计算法。

（一）确定用餐对象一天所需的总能量

按不同人群的需要编制，按用膳者的年龄、性别、劳动性质和强度、身体状况和其他有关因素，定出每人每日所需的总能量及三大营养素的合适比例。不同劳动强度所消

耗的热能有一定的差别。如轻体力劳动的男性全天热能供给量为10040kJ（2400kcal），而中等体力劳动的男性全天热能的供给量为11290kJ（2700kcal）。

如果就餐对象数量较多，则以热能供给量平均数值为依据进行计算。

（二）计算三大产能营养素的全天应提供的热能

蛋白质、脂肪和碳水化合物是人体能量的主要来源，一般蛋白质占总热能摄入量的10%~15%，脂肪占20%~30%，碳水化合物占55%~65%。由此可以计算出三大产能营养素的全天供给量。

如已知某人每日能量需要为11290kJ（2700kcal），若三种产能营养素占总能量的比例取中等值为蛋白质15%、脂肪25%、碳水化合物60%，则三种能量营养素各应提供的能量如下：

蛋白质　　11290kJ（2700kcal）×15%=1693.5kJ（405kcal）

脂　肪　　11290kJ（2700kcal）×25%=2822.5kJ（675kcal）

碳水化合物　11290kJ（2700kcal）×60%=6774kJ（1620kcal）

（三）计算三大产能营养素每天需要量

计算出三种产能营养素的可提供的热能后，还需要将其折算为需要量，即具体的质量，这是确定食物品种和数量的重要依据。

由于食物中的产能营养素不可能完全被吸收消化，且各种营养素的消化率也不相同，营养素在消化吸收后在体内也不一定完全分解产生能量。因此食物中的产能营养素产生能量的多少按如下换算：1g碳水化合物产生的能量为16.7kJ（4.0kcal）、1g脂肪产生的能量为37.6kJ（9.0kcal）、1g蛋白质产生的能量为16.7kJ（4.0kcal）。根据三大产能营养素的能量供给量及其能量折算系数，可求出全日蛋白质、脂肪、碳水化合物的需要量。

根据上一步计算的结果，可算出三种能量营养素需要量如下：

蛋白质　　1693.5kJ÷16.7kJ/g=101g（405kcal÷4kcal/g=101g）

脂　肪　　2822.5kJ÷37.6kJ/g=75g（675kcal÷9kcal/g=75g）

碳水化合物　6774kJ÷16.7kJ/g=406g（1620kcal÷4kcal/g=406g）

（四）计算三大产能营养素的每餐需要量

计算出三大产能营养素全天需要量之后，就可以根据三餐的能量分配比例计算出三大能量营养素的每餐需要量。一般三餐能量的适宜分配比例为：早餐30%、中餐40%、晚餐30%。

如根据上一步计算的结果，按照30%、40%、30%的三餐比例，其早、中、晚三餐各需要摄入的三种能量营养素数量如下：

早餐：蛋白质　　101g×30%=30g

　　　脂　肪　　75g×30%=23g

碳水化合物　406g×30%=122g

中餐：蛋白质　101g×40%=40g

脂　肪　75g×40%=30g

碳水化合物　406g×40%=162g

晚餐：蛋白质　101g×30%=30g

脂　肪　75g×30%=23g

碳水化合物　406g×30%=122g

（五）主副食品种和数量的确定

已知三种能量的营养素的需要量，根据食物成分表，就可以确定主食和副食的品种和数量了。

1. 主副食品种、数量的确定

由于粮谷类是碳水化合物的主要来源，因此主食的数量主要根据各类主食原料中的碳水化合物的含量确定。

主食品种主要根据用餐者的饮食习惯来确定，北方习惯以面食为主，南方则以大米居多。根据上一步的计算，早餐中应含有碳水化合物122g，若以小米粥和馒头（富强粉）为主食，并分别提供20%和80%的碳水化合物。查食物成分表得知，每100g小米粥含碳水化合物8.4g，每100g馒头含碳水化合物44.2g，则：

所需小米粥重量=122g×20%÷（8.4g/100g）=290g

所需馒头重量=122g×80%÷（44.2g/100g）=220g

2. 副食品种、数量的确定

根据三种产能营养素的需要量，首先确定了主食的品种和数量，接下来就是需要考虑蛋白质的食物来源了。蛋白质广泛存在于动植物性食物中，除了谷类食物提供的蛋白质，各类动物性食物和豆制品是优质蛋白质的主要来源。因此副食品种和数量多确定在已确定主食用量的基础上，依据副食应提供的蛋白质质量确定。计算步骤如下：

（1）计算主食中含有的蛋白质重量；

（2）用摄入的蛋白质重量减去主食中蛋白质重量，即为副食提供的蛋白质的质量；

（3）设定副食中蛋白质的2/3由动物性食物供给，1/3由豆制品供给，据此可求出各自蛋白质供给量；

（4）查表并计算各类动物性食物及豆制品的供给量；

（5）设计蔬菜品种和数量　仍然以上一步计算结果为例，已知该用餐者午餐应含有蛋白质40g、碳水化合物162g。假设馒头（富强粉）、米饭（大米）为主食，并分别提供50%的碳水化合物，由食物成分表得知，每100g馒头和米饭含碳水化合物分别为44.2g和25.9g，按上一步的方法，可算得馒头和米饭所需重量分别为184g和313g。

由食物成分表得知，100g馒头（富强粉）含蛋白质5.2g，100g米饭含蛋白质2.6g，则：

主食中蛋白质含量=184g×（6.2g/100g）÷313g×（2.6g/100g）=20g

副食中蛋白质含量=40g-20g=20g

设定副食中的蛋白质的2/3应由动物性食物供给，1/3应由豆制品供给，因此：

动物性食物应含蛋白质质量=20g×66.7%=13g

植物性食物应含蛋白质质量=7g×33.3%=2g

若选择动物性食物和豆制品分别为猪肉（脊背）和豆腐干（熏），由食物成分表可知，每100g猪肉（脊背）中蛋白质含量为20.2g，每100g豆腐干（熏）的蛋白质含量为15.8g，则：

猪肉（脊背）重量=13g÷（20.2g/100g）=64g

豆腐干（熏）重量=2g÷（15.8g/100g）=12g

确定了动物性食物和豆制品的重量，就可以保证蛋白质的摄入。最后是选择蔬菜的品种和数量。蔬菜的品种和数量可根据不同季节市场的蔬菜供应情况，以及考虑与动物性食物和豆制品配菜的需要来确定。

（6）确定纯能量食物的量　油脂的摄入应以植物油为主，有一定量的动物性脂肪的摄入。因此以植物油作为纯能量食物来源。由食物成分表可知每日摄入各类食物提供的脂肪含量，将需要的脂肪总含量减去食物提供的脂肪量即为每日植物油供应量。

任务3 | 特殊人群的营养与膳食

任务驱动

1　婴儿的生理特点。

2　老年人的营养需要特点。

知识链接

一、孕妇的营养

妊娠是胚胎和胎儿在母体内发育成长的过程，从开始妊娠到妊娠终止，整个过程称为妊娠期，时间长约40周。母体各系统会发生一系列的适应性生理变化，以适应胎儿的生长发育。

（一）妊娠期各阶段的营养和膳食

1. 妊娠早期

妊娠早期是指孕期的前三个月（1~12周）。在此期间，胚胎发育速度缓慢，母体的有关组织增长变化也不明显。所以孕妇对营养素的需要量不大。但是，妊娠早期正处于胚胎组织的分化增殖和主要器官系统的形成阶段，是胎儿发育的最重要时期，任何不利因素均可使胎儿发育不良或造成先天缺陷。早期的妊娠反应也会不同程度影响孕妇对营养素的摄入。

2. 妊娠中期

妊娠中期是指怀孕的4~6个月（13~28周）。在此期间，胎儿的器官系统迅速生长发育，母体变化明显，如：子宫的容积扩大，孕妇血浆总容量增加50%，血中血红蛋白浓度下降，呈生理性贫血等。孕妇对碘和蛋白质的需要量增加。母体内逐渐贮存脂肪，对钠也开始贮存，同时对水的贮留也增加。

3. 妊娠后期

妊娠后期是指孕期的7~9个月（29~40周）。在此期间，母体和胎儿的营养生理特点与妊娠中期大致相同。但这一阶段孕妇易患妊高症，其病因尚不明确，可能与某些营养素的缺乏有一定关系。妊高症临床表现为体重增加过多，每周增加大于0.5千克，下肢和腹壁水肿，重者出现腹水，经休息水肿不消退，患者还会出现恶心呕吐，视力模糊，上腹部疼痛等情况。病情严重的还会出现抽搐昏迷，甚至死亡。

（二）孕妇的营养需要

1. 能量

孕妇除人体正常的基础代谢、体力活动和食物的特殊动力作用三个方面所消耗的能量以外，还有以下三个方面增加的额外能量消耗：

（1）胎儿新组织的形成与发育；

（2）胎儿的代谢；

（3）因妊娠而导致基础代谢率升高。

因此，孕妇的热量需求量比正常成年妇女要高出许多。我国建议孕妇能量每天为2300kcal，在正常的热能消耗的基础上每天额外增加200kcal。

2. 蛋白质

我国营养学会建议：孕妇在妊娠中期宜每天增加蛋白质15g，妊娠后期宜每天增加蛋白质25g，即孕妇在妊娠中期每天摄入蛋白质80g，在妊娠后期每天摄入蛋白质90g。

由于我国膳食中蛋白质生理价值较低，消化吸收率不高，因此膳食中的优质蛋白质占1/3以上，以保证母体和胎儿的必需氨基酸供给。

3. 脂类

富含脂类的膳食可提供充足的必需脂肪酸，以满足胎儿生长发育的需求。同时，母体需要有一定量的脂肪贮备。若脂肪摄入量过低，将会推迟胎儿脑细胞的分裂与增殖。另外，若脂类摄入不足，不利于脂溶性维生素的吸收。一般建议孕妇膳食脂肪占总热量的25%~30%为宜。

4. 矿物质

对矿物质的需求孕期较孕前有所增加，妊娠后期比妊娠中期的需求量要多。

铁：孕妇应多吃富含铁的食物，因在孕期母体对铁的需要量增加。首先，孕妇自身生理代谢需要一定量的铁；另外，孕妇在分娩时由于失血会造成铁的损失，故需提前储备一定量的铁；同时，胎儿制造血液和肌肉组织需要一定量的铁；胎儿体内也需储存一定量的铁。我国建议孕妇在妊娠中期每天铁的供给量为25mg，妊娠后期为每天35mg，最好以血红素铁的形式供给，如：动物肝脏、海产品等。

钙：胎儿生长发育需从母体摄取大量的钙。妊娠中期胎儿仅含1g的钙，妊娠后期胎儿体内含钙约20g，在妊娠后期胎儿每天要积聚约300mg的钙。另外，孕妇体内要储存30g的钙，以备泌乳需要。我国建议孕妇在妊娠中期钙的摄入量为1000mg，妊娠后期为1200mg。

锌：从妊娠早期胎儿对锌的需要量就开始增加，胎盘及胎儿每天平均需要锌约0.75mg~1g。孕妇体内的锌一般比成年妇女每天400mg要高。我国制定的孕妇锌的供给量标准为每天20mg。在补锌时最好选用动物性原料，植物性原料中的锌吸收利用率较低。

碘：人体中的碘大部分存在于甲状腺中，用于合成甲状腺素，甲状腺素与蛋白质的合成有关，可促进胎儿的生长发育。孕期母体对碘的需要量增加，一旦缺乏易发生甲状腺肿大。我国建议孕妇碘的摄入量为每天200μg。含碘丰富的食物有：海带、紫菜、海鱼等海产品。

5. 维生素

孕妇对维生素的需要量增加，脂溶性维生素可在母体内储存，胎儿需要时可自母体肝脏放出。但过多的摄入脂溶性维生素可导致胎儿中毒。水溶性维生素不能在体内储存，必须及时供给。我国建议孕妇每天维生素的供给量见表4-1。

表4-1 孕妇每天维生素的供给量

名称	每日供给量	名称	每日供给量
维生素A	200μg	维生素B_2	1.7mg
维生素D	10μg	维生素B_6	1.9mg
维生素E	14μg	维生素B_{12}	600μg
维生素B_1	1.5mg	维生素C	130mg

二、乳母的营养

（一）产后的营养生理特点

哺乳期的母亲的营养状况非常重要。一方面要逐步补偿妊娠和分娩时所损耗的营养素储存，促进器官和各系统功能的恢复；另一方面要分泌乳汁、哺育婴儿。如果乳母营养不足，将会影响乳母的健康，减少乳汁分泌量、降低乳汁质量，影响婴儿健康成长。

（二）乳母的营养需要

1. 热量

乳母每天分泌乳汁约800mL，再加上乳母哺育婴儿及乳母基础代谢消耗热量增加，我国建议乳母每天较正常妇女增加3349kJ（800kcal）。

2. 蛋白质

正常情况下，乳母每天分泌的乳汁中含蛋白质10~15g，考虑到膳食蛋白的利用率和乳母体内蛋白质转换成乳汁蛋白的转换率，我国建议乳母蛋白质的需要量每天比正常妇女多20g。蛋白质摄入量的多少将直接影响乳汁分泌的数量和质量。

3. 脂肪

乳母的乳汁中应含有充足的脂肪，以满足婴儿对必需脂肪酸的需要，促进脂溶性维生素的消化吸收。另外，必需脂肪酸也可促进乳母的乳汁分泌。我国建议乳母每天脂肪的摄入量以占全部热能的20%~25%为宜。

4. 无机盐

乳母的膳食中需含有丰富的无机盐，以满足乳母自身对各种无机盐的需要，保证乳汁中的无机盐含量。我国建议乳母各种无机盐的供给量见表4-2。

表4-2 乳母的无机盐供给量

名称	钙	铁	锌	碘	硒
每日供给量	1200mg	28mg	21.5mg	200mg	25μg

5. 维生素

乳母对各种维生素的需要量都有增加，我国建议乳母对各种维生素的供给量见表4-3。

表4-3 乳母的维生素供给量

名称	维生素A	维生素D	维生素B_1	维生素B_2	烟酸	维生素C
每天供给量	1200μg	10μg	1.8μg	1.7μg	18mg	130mg

乳汁中的维生素D含量较低，故婴儿应注意补充维生素D，多晒太阳。另外，B族维生素和维生素E可促进乳汁分泌。

三、婴儿的营养

婴儿的营养需要

1. 热量

一般来说，年龄越小，代谢越旺盛。为了适应婴儿的这种高代谢，就必须摄入大量的热能，以维持生长发育需要。6个月以下，每天每千克体重需500kJ，7~12个月为420kJ。

2. 蛋白质

婴儿出生后头2个月，约50%的蛋白质用于身体生长。一般来说，1岁以内的小儿，母乳喂养每日每公斤体重需供给蛋白质2.0~2.5g，牛奶喂养需供给3~4g，母乳、牛奶混合喂养需供给3g。用混合喂养的婴儿，动物蛋白质最好不少于蛋白质总量的一半。婴儿蛋白质的需要量可按每人每日需要量计算，每人每日需要从蛋白质取得的热量比例，1岁以下婴儿应占15%以上。如婴儿缺乏蛋白质，则会影响生长、发育、特别是大脑的发育，体重及身高增加缓慢，肌肉松弛，贫血及抵抗力下降，严重的会引起营养不良性水肿。4个月后添加的牛奶粥、鸡肉粥、鸡肝糊、豆腐糊等，均是婴儿蛋白质的良好来源。

3. 脂肪

婴儿每天每千克体重新生儿约需7克脂肪，2~3个月婴儿约需6g，6个月后的婴儿约需4g，以后随年龄增长而渐减至3~3.5g。婴儿每日摄取脂肪的供给量约占总热量的30%。脂肪中所含的不饱和脂肪酸为婴儿发育所必需的物质，是形成神经组织如髓鞘等的必需物质。母乳中含有丰富的花生四烯酸。4个月后给婴儿添加的蛋黄糊、牛奶、藕粉、鸡汤煮饺子、牛奶蛋糊、蒸肉豆腐等，是除母乳外的良好的脂肪来源。

4. 碳水化合物

婴儿3个月前是靠乳糖来满足对碳水化合物的需要，乳糖在人乳中的含量为6%~7%，牛奶中含量为4%~5%。最初婴儿仅能消化乳糖、蔗糖、葡萄糖、果糖，对淀粉不易消化，故米、面淀粉食物应在3~4个月后才开始添加。1周岁以内婴儿每日每千克体重需糖类25~50g，折合热能为420~840kJ，由碳水化合物供给的热能，约占1日总热量的50%。碳水化合物是主要的供能营养素，有助于完成脂肪氧化及节约蛋白质消耗，还是脑细胞代谢的基本物质，如长期供给不足可导致营养不良，若碳水化合物摄入量过多，且蛋白质摄入不足，则婴儿体重增加过快，发胖，肌肉松弛，平时抵抗力差，容易生病。4个月添加的各式粥类、饭类、面汤、小饺子、薯泥等，均含有丰富的碳水化合物。

5. 无机盐

足够的钙、磷能促进骨骼、牙齿的生长。婴儿体内的钙约占体重的0.8%，至成年为1.5%，婴儿每日约需钙600mg、磷400mg。钙与磷摄入的比例是1：1.5较为相宜。母乳中钙磷比例较为适当，故母乳喂养的婴儿营养不良与佝偻病发病率明显地少于人工喂养的婴儿。6个月后添加辅助食物时应多选用大豆制品、牛乳粉、蛋类、虾皮、绿叶蔬菜等。用这些原料制成的食物（如：牛奶大米糊糊、牛奶玉米粥、鸡蛋面条、豆面牛肉末、豆腐糕、鸡蛋羹、苋菜水等）均是良好的钙、磷来源。

铁对婴儿营养极为重要，它是血红蛋白和肌红蛋白的重要成分。各组织的氧气运输亦离不开铁。婴儿生长发育快，对铁的需要和利用相应较多。胎儿在母体内最后1个月，肝内摄入较多的铁，但仅够出生后3~4个月的需要。1周岁以内婴儿每日对铁的需求量为

10~15mg，乳类所含的铁远远不能满足婴儿的要求。4个月以后的婴儿应从食物中供给铁，如蛋黄糊、猪肝泥、什锦猪肉菜末、豆豉牛肉末等。

锌虽为微量元素，但参与很多的重要的生理功能，与蛋白质、核酸及50多种酶的合成有关。婴儿期每日需锌3~5mg，人乳中锌的含量高于牛乳，初乳含量尤其高，鱼、肉、虾等动物性食物也含锌丰富，故一般不易发生锌缺乏。4个月后可添加的鱼、虾肉泥等富含锌的食物。

6. 维生素

维生素与婴儿生长发育关系极为密切，其中最主要的、需要从饮食中补充的有脂溶性维生素A、维生素D和水溶性维生素B、维生素C等。

维生素A主要功能是促进生长发育，维持上皮组织正常结构与视觉功能。如膳食中维生素A缺乏时，将出现生长迟缓，甚至停滞，并易患各种皮肤病和黏膜炎症，易导致暗视适应能力降低，从而易患夜盲症。乳类食品含维生素A较少，但人乳中含量相对多些。动物食物如肝、肾、蛋类、奶油含量较多。胡萝卜、红薯、南瓜、番茄、柿子、菠菜、苋菜、橘子、香蕉等，含量都比较丰富。1周岁以内婴儿每日膳食中应含有维生素A1200国际单位（或400μg视黄醇当量）。

维生素D主要包括维生素D_2、维生素D_3，其主要功用是调节体内钙、磷的正常代谢，帮助钙吸收和促进钙利用，因此对婴儿骨骼和牙齿的正常生长至关重要，缺乏时将导致佝偻病。含有维生素D的食物较少，婴儿所需维生素D的主要来源，一是鱼肝油，二是靠阳光紫外线照射，将皮下脂肪的7-脱氢胆固醇转变为维生素D。动物肝脏、蛋黄中含量较多。婴儿每日需维生素D约10μg。

B族维生素是促进婴儿生长发育的必需营养素。若乳母膳食中供应充足一般婴儿不会缺乏。

维生素C在100g母乳中含2~6mg，婴儿每日需要量为30mg，故母乳喂养不易缺乏。牛乳煮沸后维生素C损失多，故用牛乳喂养的婴儿1~2个月起就可添加橘子汁、西瓜汁、山楂水、番茄汁、菠菜水、苹果泥、红枣泥等以补充维生素C。

四、学龄前儿童、青少年的营养

儿童是人的一生中体格和智力发育的关键时期，在此期间营养和发育状况决定了人的一生的体质和智力的发展水平。此时期儿童的代谢旺盛、生长迅速、智力发育快、活动量很大，所以需要的热能和各种营养素相对均高于成人。13~18岁进入青春期，在心理和生理上将发生一系列变化，各个器官逐渐发育完善，是人一生中长身体长知识的最主要时期。

（一）学龄前儿童的营养需要

学前儿童消化器官尚未完全发育成熟，特别是咀嚼消化能力远不如成人，肠道对粗糙的食物比较敏感，易发生消化不良。因此，在烹调食物时要注意质地细软，容易消化，要随时变换食物的种类、数量、口味，以增进儿童的食欲。随年龄变大可逐步丰富食物的种类。

学龄前儿童的营养需求：

1. 蛋白质

学龄前儿童每日膳食中蛋白质的推荐摄入量平均为50g。

2. 脂类

4~6岁学龄前儿童每日膳食中脂肪推荐的热量摄入量应占总热量的30%~35%。

3. 碳水化合物

4~6岁学龄前儿童每日膳食中碳水化合物推荐的热能摄入量应占总热能的50%~60%。学前儿童不宜过多摄入糖，一般每日10g为限。

4. 无机盐

钙：人体含量最多的元素之一，其中99%集中于骨骼和牙齿中。儿童正处于生长发育阶段，骨骼的增长最为迅速，在这一过程中需要大量的钙质。4~6岁学龄前儿童每日钙的适宜摄入量为800mg。

铁：铁供给不足，可引起缺铁性贫血，并可损害神经、消化和免疫等系统的功能，影响儿童的智力发育。4~6岁学龄前儿童每日铁的适宜摄入量为12mg。

碘：4~6岁学龄前儿童每日碘的推荐摄入量为9μg。

锌：4~6岁学龄前儿童每日锌的推荐摄入量为12mg。

5. 维生素

维生素天然存在于食物中，人体不能自身合成，需要量很小，却具有特殊的生理功能。当某种维生素供给不足时，机体就会出现相应的缺乏症，从而影响儿童的身体健康。我国建议学龄前儿童每天膳食中维生素D的摄入量为10mg，维生素A的摄入量为每天500μg，维生素C的每天摄入量为70mg，7岁以上为80mg。

儿童喜动，每餐进食量有限，糖原贮存量不多，所以容易饥饿，可适当增加餐次或在两餐之间添加一些点心，以补充能量。

（二）青少年的营养需要

青少年处于生长发育时期，代谢旺盛，对各种营养素的需要量相对比成年人高。儿童时期营养不良，将影响其生长发育和身心健康。因此需要注意以下几点。

1. 热能

青少年时期，若热能长期供给不足，将会影响其生长发育和健康，出现疲劳，乏力，进而出现身体消瘦、发育迟缓或停止、抵抗力下降等一系列营养不良的症状。因此，必须充分满足其热能的需要。我国建议11岁以上的青少年女子膳食中每天热能推荐摄入量为9200kJ，男子为10040kJ，14岁以上的青年女子为10010kJ，男子为12130kJ。

2. 蛋白质

青少年正值生长发育时期，所以对蛋白质的需要量较多，各种氨基酸的需要量按体重计算均较成人高。在满足必需氨基酸的同时，还必须有足够的非必需氨基酸来合成蛋白质。为了满足机体对蛋白质的需要，在平日膳食中可尽量多食用鱼、蛋和豆制品等富含蛋白质的食物。我国建议青少年女子的每天蛋白质摄入量为80g，男子为85g。

3. 维生素

青少年对维生素A、维生素D的需要量与成人相同。

4. 无机盐

我国建议青少年每天要从膳食中摄入钙1200mg，每天锌的摄入量为15mg，女性青少年月经初潮，铁供给不足可致青春期缺铁性贫血，女性膳食铁推荐量为20mg/d，男性15mg/d。

五、老年人的营养

（一）老年人的生理代谢特点

老年人基础代谢率下降；脂质代谢能力降低，易出现血甘油三酯，总胆固醇升高，损伤动脉内皮细胞，造成动脉粥样硬化；老年人消化功能降低，胃、肠、胰的消化酶分泌均趋减少；味蕾数量减少，味觉功能减退；脑细胞数量减少，神经传导速度减缓；老年人骨密度降低，易发生骨质疏松。

（二）老年人的营养需要特点

1. 热能

老年人基础代谢率降低，活动量减少，故热能的摄入量也应相应的减少，以保持理想的体重。一般建议：60~75岁的老年人总热能减少10%，75~80岁的老年人总热能减少20%，即65岁以上的老年人热能摄入量应控制在7980~10080kJ。

2. 蛋白质

老年人机体合成蛋白质能力降低，因此，老年人膳食中应多供给生物价较高的优质蛋白质，一般认为优质蛋白质应占蛋白质总摄入量的50%。如：奶类、豆类、肉类等。

3. 碳水化合物

老年人的糖耐量能力降低，血糖的调节作用减弱，易发生血糖增高。碳水化合物供给时应选用富含多糖的食物，多吃淀粉类食物，限制精制蔗糖的摄入量，膳食纤维可促进肠道蠕动，降低血胆固醇、血脂和血糖，对预防结肠癌、乳腺癌有一定帮助。

一般建议老年人的碳水化合物摄入量应占总能量的55%~65%，膳食纤维的适宜摄入量为30g/d。

4. 维生素和无机盐

老年人生理机能逐步下降，免疫功能降低，维持充足的维生素和无机盐的供给。维生素和无机盐对老年人的身体健康有重要作用，见表4-4。

表4-4 老年人维生素与矿物质的供给量

名称	每日供给量	名称	每日供给量
维生素A	700~800μg	维生素B_2	1.2mg
维生素D	10μg	维生素C	100mg
维生素E	14mg	铁	15mg
维生素B_1	1.2mg	钙	1000mg

对老年人来说，应控制钠的摄入量，摄入过多的钠可增加高血压的发病率，一般建议老年人每天食盐的摄入量应小于6g。

模块二

食品卫生学基础知识及其烹饪应用

项目五 食品卫生学基础知识

学习目标 1 掌握微生物的相关知识

2 掌握食品腐败变质的相关知识

3 掌握食品污染的相关知识

案例导入 案例一：2006年10月2日，金坛市有50多人因食用了该市五香居食品厂生产的卤菜而引起食物中毒。金坛市卫生局立即启动“食物中毒应急预案”，赶赴现场进行调查，并确定这起食物中毒为金坛市五香居食品厂10月1日出售被变形杆菌污染的卤菜所致。金坛市卫生局对该厂予以责令停止生产经营和罚款人民币5万元整的行政处罚，并对导致食物中毒的食品进行了销毁。

案例二：2006年9月20日11：00~21：10浙江城建建设集团公司永安新城茗苑项目部镇江建筑工地48名工人在午餐后有21人相继出现了头晕、恶心、呕吐、乏力、腹痛、腹泻等症状。根据调查确认是一起因食用了被有机磷农药污染的食物而导致的食物中毒。镇江市卫生局依法责令该工地食堂停业整顿，对食堂从业人员进行卫生知识培训，对可能造成食源性疾病的食品、调味品进行销毁，并作出了罚款人民币2万元的行政处罚。

案例思考 1. 食品安全关系到每一个人的生命，腐败变质的食物一定不能加工出售和食用，否则会引起严重后果。

2. 在食品加工的过程中，食品加工人员要有一定的食品安全知识，对可能造成人体生命安全的食物要高度重视。

任务1 微生物的相关知识

任务驱动

1 微生物的概念、分类及特点。

2 影响微生物生长的因素。

3 微生物在食品及烹饪中的应用。

知识链接

一、微生物的概念、分类及特点

1. 微生物的概念

微生物是指一类形体微小、结构简单、肉眼看不见，必须借助于光学显微镜或电子显微镜才能看到的其个体一类微小生物的统称，是属于比较原始的生物。由于形体微小，人们的肉眼看不到，因此在我们的日常生活中，只能看到由于微生物的作用而引起的许多现象。例如：食品工业上的酿造酒、酿造醋、做面包等，生活中食物的发馊、发霉、发臭等现象，这些都是由于微生物的作用而引起的。

研究微生物的学科称微生物学，食品与微生物的关系也是一门学科，称食品微生物学，是微生物学中的一个分支。要研究食品，就必须了解有关的微生物的相关知识；要了解和掌握与食品与微生物之间的利害关系；了解和掌握利用有益微生物，为人类服务；要了解和掌握如何控制有害微生物对食品的影响，从而找出食品腐败变质的原因，为食品的保藏、保鲜、加工提供理论依据。

2. 微生物的分类

根据现代生物学观点，微生物按有无细胞结构可分为非细胞微生物、原核细胞微生物和真核细胞微生物。

（1）非细胞微生物　主要有病毒和噬菌体。这类微生物没有细胞结构，不能独立地进行新陈代谢，只有在活寄主细胞内才能表现生命活动。

（2）原核细胞微生物　主要包括：细菌、放线菌、衣原体、蓝细菌、螺旋体、立克次氏体等。这类微生物细胞中具有絮状的核区，无细胞核膜和核仁，无细胞器，以无性的二分裂法繁殖为主。这类微生物存在较多。

（3）真核细胞微生物　主要包括真菌和原生生物。这类微生物的细胞具有细胞核膜和核仁，具有完整的细胞器，以无性繁殖和有性繁殖为主。

3. 微生物的特点

微生物是指小于0.1mm的任何生物，因其极其细微，有以下特点：

（1）个体小，结构简单　微生物个体非常微小，大小通常以μm（$1\mu m=10^{-3}mm$）来表示。1g细菌的个数可达10亿到100亿个，这样微生物就有一个非常大的比表面积值（面积／体积），这使得微生物可以迅速与外界环境进行物质、能量和信息的交流。

微生物结构非常简单，有些为单细胞，有些为简单的多细胞，还有的无细胞结构。

（2）分布广，种类多　微生物因其个体微小、结构简单、重量轻，而被四处传播，并且只要有合适的环境条件就能迅速生长繁殖。在自然环境中，主要存在于土壤、空气、水以及动植物体内，无处不在，无时不在，可见其分布之广。微生物分布虽广，但分布的密度不一样，有机物含量高的地方，其种类和数量就多，而缺乏营养、条件恶劣的地方，微生物的种类和数量就少。

目前已发现的微生物种类约有10万亿种，微生物的种类多主要体现在微生物的代谢类型多、代谢产物多、微生物的总数多等方面。

（3）适应性强，易变异　微生物对外部环境的适应能力特别强，它会随着外部环境的变化而采取一些方式来提高自己对外部环境的抵抗能力。当微生物遇到外部环境变化时，自身就会形成休眠细胞，长期进入休眠状态，一般能活一年或两年甚至几十年，当外部环境遇到特别恶劣时，仍然会有部分微生物发生变异而生存下来。

（4）生长快，易培养　微生物的生长繁殖速度非常快，理论上讲，一个细胞在不受任何影响的情况下，经过24h，就可以繁殖4万亿个。微生物这种生长繁殖快的特性会给食物甚至人类带来极大的麻烦和危害。

微生物的食谱较杂，对营养的要求不高，且反应的条件温和，一般在常温、常压下就能繁殖，因此，微生物极易培养。

二、影响微生物生长的因素

微生物在适宜的条件下，能不断地从环境中吸收营养物质转化为构成细胞的组成和结构，使个体细胞质量增加和体积增大，这个过程称为微生物的生长。微生物的生长繁殖是其各种环境相互作用的综合反映。微生物在社会生活中的各种应用及对有害微生物的各种控制，都与其生长繁殖和抑制有关系。因此，有必要了解和掌握有关微生物的生长因素及其控制方法。

1. 温度对微生物活动的影响

温度是影响微生物生长繁殖最重要的因素，自然界中的各种微生物都有一定的最适生长温度，一般来说，微生物在-10~95℃的温度范围内均可生长，但具体而言，不同的微生物都有其最适生长、最高生长和最低生长的温度。根据微生物最适生长温度可分为嗜冷微生物、嗜温微生物和嗜热微生物。

嗜冷微生物：生长温度在-10~30℃，主要分布于水和冷藏食品中。

嗜温微生物：生长温度在10~45℃，主要寄生在人体和动物体内，以及土壤和空气中，数量最多。

嗜热微生物：生长温度在25~95℃，主要分布于温泉、土堆肥等环境。

根据微生物对温度的适应性，我们在生活中可以采用控制温度的办法来对食品进行贮存保管。超过微生物所适应的最高生长温度，对热敏感的微生物就会死亡，在高温情况下，能破坏微生物的细胞，从而杀死大部分有害微生物，因此，食品和烹饪加工中常用此方法进行杀菌消毒。低温是指微生物的生长所需的最低温度。微生物对低温的抵抗力较强，在低温下，绝大多数微生物能把新陈代谢降低到最低程度，处于休眠状态而不死亡，当温度恢复到适宜状态时，微生物又会恢复生命活动，进行生长繁殖。因此，低温情况下，只能抑制微生物的生长和其酶的活性。在人们的日常生活中，主要有冷冻和冷藏两种方法。但高温状态会改变食品原有的性质，而低温状态不会改变食品原有性质，从而保持食品的原有状态。

2. 空气对微生物活动的影响

微生物对空气的要求主要是氧气、氮气和二氧化碳气等。根据微生物与氧气的关系可分为好氧性微生物、厌氧性微生物和兼气厌氧性微生物。好氧性微生物对氧气是必要的，没有氧就不能生长繁殖，大多数微生物属于这一类型；厌氧性微生物不需要氧的存在，有的进行无氧呼吸，有的进行发酵活动；兼气厌氧性微生物，不论是在有氧还是无氧的状态下，均能进行生命活动，但在有氧状态下更好。除此以外，二氧化碳、氮气、臭氧等气体对微生物的活动也有影响。因此，在食品和烹饪加工中，常采用罐装、密封等办法来隔绝空气，以期达到保管的目的。

3. 水分对微生物活动的影响

微生物的生长离不开水分，存在于食物中的水分有游离水和结合水两种状态，微生物能利用的水分是游离水，主要溶解糖类、盐类、氨基酸等营养物质，供微生物的生命活动。一般来说，含水量高的食品，微生物容易生长，含水量少的食品，微生物不易生长。另外，在有盐或有糖的情况下，会形成渗透压，绝大多数微生物在低渗透压下能存活生长，但在高渗透压下，除一些嗜盐微生物、耐盐、糖微生物等外，一般不能生存。因此，在食品或烹饪加工中，常把食品干燥、脱水，以减少水分来保存食物，或加入一定量的盐或糖来保存食物。

4. pH对微生物活动的影响

酸碱度是微生物生存的重要条件，各种微生物都有一定的酸碱度，另外，微生物在生长繁殖过程中，也容易引起pH的变化。酸性、碱性都能引起细胞物质的水解或凝固，因而对微生物的活性有一定的毒害，其毒害的能力强弱与酸碱的浓度成正比。因此，在食品和烹饪的生产中，常用一些石灰水、氢氧化钠、碳酸钠等来作为消毒剂，用一些醋酸来防腐和消毒，并增进食物的风味。

5. 辐射对微生物活动的影响

辐射主要有光线辐射、超声波辐射和微波辐射等。光线的辐射对微生物有很强的杀伤能力，尤其是紫色和青色的光线，如紫外线、X光线、Y光线等。超声波（频率在

9000~20000Hz/s）辐射可使所有的微生物细胞内容物受到强烈震荡而被破坏，只是敏感度不同。微波（指300~300000MHz的电磁波）辐射主要是由于微波的热效应作用于微生物所造成的，由于食物吸收微波的能量而产生热效应和微波造成的分子加速运动而使细胞内部变质而死亡。因此，在食品和烹饪加工中，辐射具有杀菌消毒作用，但光线辐射只能杀死食品表面的微生物。

6. 化学物质对微生物活动的影响

化学物质主要指一些重金属元素、有机化合物、氧化剂、表面活性剂等，主要具有杀菌、防腐、消毒等功能，因此，常用于食品或烹饪加工中的杀菌剂、防腐剂和消毒剂。如金属元素汞、硝酸银、铜盐等；有机化合物的乙醇、碳酸、甲醛、戊二醛等；氧化剂中的环氧乙烷、高锰酸钾、双氧水、过氧乙酸、氯、碘、漂白粉等；表面活性剂中的新洁尔灭等。

三、微生物在食品及烹饪中的应用

微生物与人类有着密切的关系，我国是将微生物应用于食品和烹饪领域最早的国家，古人利用微生物制造了许多风味独特的食物，已有好几千年的历史了。随着社会和科学的进步，微生物在食品及烹饪中的应用更加广泛，人们利用现代科技手段，取得了更多的有关微生物在食品和烹饪中的应用知识，扩大了资源范围。适用于食品和烹饪的微生物种类很多，主要有细菌、霉菌和酵母菌三大类，不同的微生物在食品和烹饪中的运用也不同，主要体现在以下几个方面：

1. 利用微生物发酵作用制作食物

微生物的发酵作用主要是利用酵母菌的活性。目前，酵母菌在食品和烹饪中占有极其重要的地位，酵母菌在食品和烹饪加工中主要用来做面包、馒头、造酒等，还可以从酵母菌中提取凝血物质、多种氨基酸等。在食品和烹饪制作过程中，还常常用霉菌来制造许多食物，很多霉菌能把淀粉、糖、蛋白质等含氮物质转化，如制作各种酱类、酱油、豆腐乳、豆豉、柠檬酸等。

2. 利用微生物的代谢产物作为食品的添加剂

微生物在代谢过程中，会产生许多物质，如抗生素、色素、维生素等，有些物质被广泛运用于食品中作为添加剂，如抗生素对食物的保藏、保鲜有一定的作用，色素是食品和烹饪加工中常用的食品添加剂。

3. 利用微生物的生产，提供食品用的酶制剂

酶制剂作为一种生物催化剂在食品及烹饪应用中极其广泛。目前在食品和烹饪中大量应用的酶类大约有十几种，主要来源于植物的果实、种子，动物组织及微生物，其中绝大多数是用微生物来生产的，这些酶制剂在食品和烹饪中用途广泛，如淀粉酶可以增加面团体积、改善表面颜色和松脆结构、改进防腐特性；蛋白酶可改善面筋的特性、降低面团黏度、改进面团的机械性能。这些酶制剂在奶制品加工、肉类加工、果品加工、

饮料加工、海产品加工等方面都有广泛的应用。

4. 利用微生物菌体作为食用食品

食用菌是人们日常生活中可供食用的一大类大型真菌，其营养丰富、味道鲜美、风味独特，含有丰富的蛋白质和氨基酸，具有良好的食疗保健作用，是被世界公认的理想健康食物，常见的品种有木耳、银耳、金针菇、蘑菇、香菇、猴头菇等。

任务2 食品的腐败变质

任务驱动

1 食品腐败变质的概念。
2 食品腐败变质的因素。
3 食品腐败变质的鉴定。
4 食品腐败变质的控制。

知识链接

一、食品腐败变质的概念

作为食物，首先应该含有人体必需的营养素，且对人体无害，易于食用且便于消化吸收。食品在加工、运输、储存过程中，由于受到外界物理、化学和生物因素的影响，以及在自身因素的作用下，在各方面发生质和量的变化，从而导致食品质量下降，甚至不能食用，这种现象称为食品腐败变质。

食品的腐败变质是以自身的组成成分及其性质特点为基础，在外部环境各因素的作用下，主要由微生物的作用而引发的，是食品自身因素、环境因素、生物因素三者相互影响、互为条件、共同作用的结果。

食品腐败变质的过程，实质上是食品营养成分中的蛋白质、脂肪、碳水化合物的分解变化过程，其腐败变质的程度与食品的种类、环境因素以及微生物的种类和数量的不同而不同。

二、食品腐败变质的因素

引起食品腐败变质的因素主要有环境因素、自身因素和生物因素。

1. 环境因素

引起食品腐败变质的环境因素主要有温度、空气、湿度、日光及食品自身的伤害等。

（1）温度　微生物有嗜热微生物、嗜冷微生物和嗜温微生物三大类，不同类群的微生物都有不同的适宜生长温度。因此，不同的食品，在不同的温度下，微生物的生长繁殖也不同，在适宜的温度下，微生物生长繁殖迅速，食品腐败变质就快。

（2）空气　微生物有好氧微生物、厌氧微生物和兼气厌氧微生物，在自然界中存在最多的就是好氧微生物，因此，直接暴露在空气中的食品要比被密封隔绝空气的食品腐败变质的要快。空气中，除氧气外，氮气、二氧化碳、臭氧等气体也对微生物的腐败变质有一定的影响。

（3）湿度　湿度主要是指食品中的水分，水是微生物生存的重要条件之一，没有水，微生物几乎不能生存。因此，含水量较高的食品，其腐败变质的机会和速度就会加大和加快。

（4）日光　日光主要是对食品中的脂肪有加快分解的作用，同时由于日光的照射，会提高食品的温度和食品中水分的蒸发。脂肪在日光的照射下，会分解为脂肪酸、甘油及其他化合物，从而加快脂肪的酸败，产生哈喇味。

（5）其他　有些食品在加工、运输及储存过程中，由于受到外力的伤害而使自身的形态和组织结构发生变化，也会加速食品的腐败变质。

2. 自身因素

引起食品腐败变质的自身因素主要有自身酶的作用、非酶褐变的作用、氧化反应及与包装容器发生的化学反应。

（1）自身酶的作用　大多数食品在加工前都含有各种各样的酶，食品中的营养物质，特别是蛋白质、脂肪、碳水化合物，在自身各种酶的作用下，会被分解为各种小分子有机物，且在外界环境的作用下，会使食品的色、香、味、形等发生变化，加快食品的腐败变质。

（2）非酶褐变的作用　食品在储存保管过程中，由于加热或储存时间较长，食品容易发生非酶褐变。如在食品中的反应物通常是氨基酸、肽、蛋白质和还原糖类，是食品香味产生的主要来源之一，但食品在加热过程中发生的美拉德反应（也称非酶褐变反应）会产生某些特有的食品风味，会使食品的营养价值降低，甚至还会产生毒性物质。

（3）氧化反应　有些食品，特别是脂肪含量较高的食品，由于受到空气、水分、日光、金属离子等外界因素的影响，会出现氧化反应，脂肪吸收氧以后，到一定阶段后会生成醛、醇、酮等而产生异臭味，同时，食品的色泽、黏度都会出现变化。脂肪中不饱和脂肪酸的含量越高，其氧化的程度越大。

（4）与包装容器发生的化学反应　有些食品在储存的过程中，由于存放或包装的容器是金属等物质，而食品中的有些物质会与金属元素发生化学反应，如酸性的果汁会使铁罐内壁的锡溶出；含花青素的食品会与铁、锡反应，使食品变成褐色；含单宁物质多的果蔬，也会与铁反应而变色等。

3. 生物因素

引起食品腐败变质的生物因素主要有微生物、鼠、蚊、蝇等害虫。

（1）微生物因素　引起食品腐败变质的微生物种类很多。因食品的种类不同，微生物的种类和数量也不同，严重的还会中毒。如细菌主要存在于蛋白质含量高的食品中；酵母菌主要存在于碳水化合物含量高的食品中；霉菌主要存在于淀粉和糖含量比较高的食品中。

（2）鼠、蚊、蝇等害虫的因素　这些害虫对食品的危害，会加速食品的腐败变质，甚至传播疾病。

三、食品腐败变质的现象

引起食品变质的因素很多，不同的食品和不同的腐败变质因素，食品腐败变质后所表现的外观现象也不一样，其现象主要通过形状、色泽、气味、味道、质地等表现出来。主要现象有：

1. 腐败

腐败主要是微生物对蛋白质的分解过程。能引起蛋白质分解的微生物主要有大肠杆菌、肉毒杆菌、枯草杆菌、变形杆菌、霉菌等。食品的腐败常伴有毒性和臭气等不良气味。

2. 酸败

酸败主要是在微生物的作用下，脂肪被水解成脂肪酸和甘油，脂肪酸进一步被氧化成酮酸、被分解成醛和醛酸的过程。这些产物具有特殊的气味，即人们常说的“哈喇味”，主要有嗜冷性微生物和耐盐性微生物。

3. 发酵

发酵主要是微生物对碳水化合物的分解过程。食品的发酵主要有酒精发酵、醋酸发酵、乳酸发酵、丁酸发酵、果胶质发酵等发酵的食品，有些具有刺激性比较强的酸臭味，主要有球菌、芽孢杆菌、霉菌、酵母菌等。

4. 斑点

微生物在食品中生长繁殖，会产生许多霉斑，如赤酵母产生的红斑、腊叶芽枝酶产生的黑斑、耐盐酵母产生的被膜以及霉菌产生的发毛等。

5. 变色

微生物在食品中生长繁殖的过程中，还会产生许多色素，从而使食品变色，如嗜盐性细菌使咸鱼、咸肉变红；黄色杆菌、黄细球菌使食品变黄、橙和绿色，黑色假单胞菌使食品变蓝等，有些颜色会给人一种污浊的感觉。

6. 黏液

微生物在食品中生长繁殖的过程中，还会使食品表面产生黏液，这类微生物主要是耐热的枯草芽孢杆菌、土豆芽孢杆菌、巨大芽孢杆菌和梭状芽孢杆菌。

7. 腐烂

有些食品由于受到损伤，极易受到细菌、霉菌和酵母菌的污染，引起变质，并引起不良的气味和味道，特别是蔬菜、水果，由于含水量大，又受到损伤，很容易腐烂。

四、食品腐败变质的鉴定

食品腐败变质的鉴定主要有感官鉴定、理化鉴定和生物学鉴定。

1. 感官鉴定

感官鉴定就是利用人们的耳、眼、鼻、舌、手等感觉器官来对食品的外形、色泽、气味、味道以及食品的老、嫩、软、糯等方面是否发生改变的一种鉴定方法，这种方法要求经验性强，人们对食品的本质要有一定的认识，简单易行，不需要设备、仪器和场所，但是精确度较低。

耳：主要通过听觉来鉴定食品的内部质量是否发生腐败变质，如鸡蛋、核桃等，外观看不出其质量的好坏，只有通过摇晃听其声音来辨别，也称作听觉检验法。

眼：主要通过视觉来鉴定食品是否腐败变质，看其颜色是否变化，观其形状是否改变，轻微的改变可能不会影响到食品的食用，严重的改变则表明食品腐败变质的程度，食用要谨慎，也称作视觉检验法。

鼻：主要通过嗅觉来鉴定食品是否腐败变质，闻其气味是否变化，每种食品都有其自身的气味，如果气味发生变化，甚至刺激的异味，表面食品已发生腐败变质，也称作嗅觉检验法。

舌：主要通过味觉来鉴定食品是否腐败变质，味觉就是食品的口味刺激人们舌头时的反应。食品的口味通过人们舌头上面的味蕾——味觉细胞对食品的口味变化来进行判断，食品的口味发生变化，说明食品的品质出现了变化，严重者腐败变质，也称作味觉检验法。

手：主要是通过人们的手——触觉器官来对食品的组织结构的弹性、硬度、粗细、质感等变化来判断食品变质的程度，也称作触觉检验法。

以上五种方法，适应范围广，但并不孤立存在。有些食品用眼睛就能很准确判断，无需再用其他方法，而有些食品，则需要几种方法共用，才能收到良好的效果。

2. 理化鉴定

理化鉴定主要是指利用物理仪器、机械或化学药剂来对食品的各项指标进行鉴定，以确定食品品质变化的程度。这种鉴定方法，过程较为复杂，必须有一定的场所和设备，检验人员需要有一定的专业知识和操作技能，但鉴定的精确程度较高，有助于对食品进行科学的检验，具有一定的权威性。

3. 生物学鉴定

生物学鉴定主要是指利用动物实验或微生物生长的试验手段，来测定食品变化程度的一种方法。如用食品喂养小动物、微生物生长培育情况来判断食品的品质好坏，有无毒性，有无污染。与理化鉴定一样，需要有一定的场所和设备，工作人员要有一定的技术和知识、精确度较高，但实验时间较长，过程复杂。

五、食品腐败变质的控制

为了更好地保存食品，延长其食用期限，人们在日常生活中，常常根据食品的特性来控制食品腐败变质的各种因素，以期达到储存时间长、食用新鲜安全的效果。对食品腐败变质的控制，不论是采用传统的方法还是利用现代科学技术手段，但其基本原理都是一样的，都是通过一定的方法，采取一定的手段，来控制食品贮存时的温度、湿度、pH、渗透压各种外部环境和自身所含成分的变化，来控制或杀死微生物，抑制或破坏食品自身酶的活性，从而控制食品的腐烂变质，达到贮存的目的。具体的预防措施如下所述。

（一）控制温度

控制温度主要有低温法和高温法两种方法。

1. 低温法

低温法是指食品在低温下（一般在15℃以下，0~4℃最佳）贮存的一种方法。此法应用普遍，方便安全，多数食品的贮存均采用此法。

环境的温度，对食品的影响很大，在一定的温度范围内，一般来说，温度越高食品变化得越快，温度越低，食品劣变的过程越慢。这是由于食品在低温下，能抑制微生物的生长繁殖，控制食品中酶的活性，减弱食品的新陈代谢强度，防止微生物的污染，从而延缓了食品的贮存时间，保持了食品的新鲜程度。同时，低温状态下，还延缓了食品中所含的各种化学成分的变化，保证了食品的色、香、味等品质；也降低了食品中水分的蒸发，减少了食品的水分损耗。

一般来说，对不同的食品，采取的低温贮存的温度也不同。根据温度不同，可分为冷藏贮存和冷冻贮存。

冷藏贮存也称为冷却贮存，是将食品贮存于0~4℃的环境中贮存，一般适宜于蔬菜、水果、蛋乳品的存放，鲜活的动物性食品短时间也可。由于这种温度，水分不会结冰，因而食品不会出现冻结现象，能较好地保持食品固有的风味品质。但由于这一温度下，嗜冷微生物仍能生长繁殖，且食品中酶的活性并没有空气停止，一般贮存期不会太长，一般为数天或数周不等。

冷冻贮存，也称为冻结贮存，是将食品置于0℃以下的环境中，使食品中水分部分或全部冻成冰后而贮存的一种方法。此种方法一般适宜于新鲜的动物性食品。在冷冻的过程中，由于食品中的水分大部分结成冰，降低了水分的温度，有效地抑制了食品中酶的活性和微生物生长，甚至造成部分微生物死亡，因此，贮存期较长。

冷冻贮存有两种方法：一种是快速冷冻，一种是慢速冷冻。

2. 高温法

食品经过加热处理后，其绝大多数微生物被杀死，细胞中的酶也会因加热而失去活性，食品自身的新陈代谢终止，从而起到贮存保管的目的。

高温法，根据加热温度的高低，主要有高温灭菌法和巴氏消毒法。

高温灭菌法：是指对原料利用高温加热（一般为100~121℃）杀死原料中的微生物，破坏酶的活性，从而起到贮存效果的一种方法。一般情况下，多数腐败菌和病原菌在70~80℃条件下经过20~30min的加热可被杀死，但是已经形成孢子的细菌，因耐热性增强，须在100℃条件下经30min或更长时间才能杀死。

巴氏消毒法：是法国生物学家巴斯德发明的，是指在60℃温度下加热30min而杀死微生物的方法。这种方法温度较低，只能杀死破坏微生物的营养细胞，但不能杀死它们孢子或芽孢。由于温度低，因此，能最大限度地减少加热时对原料品质质量的影响。主要适应用啤酒、鲜奶、果汁、酱油等的贮存。随着社会的进步，科学的发展，巴氏消毒法又出现了低温长时间杀菌法、高温短时间杀菌法和超高温瞬间杀菌法。

（二）控制水分

控制水分主要是使食品脱水，也称干燥法或脱水法，是将食品经过晒、晾、烘等方法将食品中的大部分水分去掉，从而保持食品品质的一种方法。此法适用于大部分动、植物食品。在过去保鲜技术不高的情况下，很多的名贵食品均采用这种方法，即我们所说的干货食品。此种方法，是由于食品中的水分减少，食品细胞中的糖、酸、盐、蛋白质等内含物的浓度升高，渗透压增大，使微生物的生长和繁殖受阻，由于水分减少，微生物也失去生长繁殖的条件，使微生物处于休眠状态；同时由于水分减少，食品中酶的活性减弱，新陈代谢下降，从而达到贮存的目的。脱水后的食品体积缩小，重量减轻，便于运输和贮存，但要注意不要贮存在潮湿的地方。

干燥贮存法由于干燥的方法不同，可分为自然干燥和人工干燥两大类。

（三）控制气体

控制气体主要是控制空气：一是隔绝空气，也称密封法或隔绝空气法；二是气调，改善空气成分。

隔绝空气，是指将食品严密封闭于一定的容器中，使其和空气、日光隔绝，贮存食品的一种方法。此法主要是使食品隔绝空气，防止食品被污染和氧化，同时对嗜氧微生物有一定的抑制作用。此法适应于大部分动、植物性食品，如各种罐头、塑料包装、浸泡等。此法贮存的食品，有的需要加工前高温杀菌，有的经过一定时间的封闭，会改变风味。

气调法是通过改善食品贮存环境中的气体成分而达到贮存的一种方法，是目前较为先进的一种贮存方法。此法主要是降低空气中氧的含量，增加二氧化碳或氮气的浓度，从而减弱鲜活食品的呼吸程度，使其呼吸作用达到最低水平，抑制了微生物的生长繁殖和食品中化学成分的变化，有时配以低温，从而达到贮存的目的。气调贮存法实际应用较多，主要适应于蔬菜、水果。其方法主要有机械气调库、塑料帐篷、塑料薄膜袋、硅橡胶气调袋等。

（四）控制渗透压

控制渗透压主要是提高食品的渗透压，来杀死或抑制微生物的生长繁殖，达到储存食品的目的。主要方法有盐腌、糖渍和酸渍。

1. 腌渍法

腌渍法是利用食盐对食品进行加工后贮存的一种方法。此法是利用食盐的渗透性产生高渗透压，并且降低水分活性的作用，使微生物脱水而发生质壁分离，蛋白质变性，使微生物难以生长繁殖，同时抑制了食品中酶的活性，从而达到贮存的目的，此法适应于大多数动、植物性食品。

盐腌的食品，由于食盐的浓度不同，贮存食品的效果也不同，且不同微生物对各种盐浓度的抵抗力也不同。一般来说，5%的食盐溶液可抑制一般腐败菌的活动；10%以上的食盐浓度可保持食品不致腐败。

盐腌贮存法由于腌后部分维生素、无机盐可随水分析出流失或被破坏，同时会使动物性食品肌纤维变硬，但盐腌后会产生特殊的风味，因此被广泛应用。

2. 糖渍法

糖渍法是利用食糖对食品进行加工处理后贮存的一种方法。此法是利用糖溶液的渗透化，使食品失水并降低水分活度的作用来抑制微生物的生长繁殖，以达到贮存食品的目的。此法主要适应于植物性食品，如蜜饯、果脯等。

一般来讲，糖浓度达到50%以上就可以抑制微生物生长繁殖，但在酵母、霉菌中存在着“耐糖”种类，应引起注意。

经过糖渍的品种，贮存效果好，且能产生特殊的风味，改善食品的品质。

3. 酸渍法

酸渍法是指将食品浸泡在醋等有机酸中加以贮存的方法。此法是利用食用酸来提高食品的氢离子浓度，大多数腐败菌在pH4.5以下时生长发育会受到抑制不能生存，因而在酸性条件下，能达到贮存食品的目的。此法主要适应于植物性食品。

酸渍法有两种情况：一是在食品中加入一定量的醋，利用醋中的醋酸来降低pH，如醋蒜等；另一是利用乳酸菌发酵形成乳酸来降低pH，如泡菜等。不论哪种方法，都会增加食品的风味。

六、辐射法

辐射法：也称辐射贮存法，是利用一定剂量的放射线、超声波、放电等辐射食品而达到贮存的一种方法。是一种较为先进的贮存方法，此法主要是利用放射线能杀死食品中微生物和昆虫，抑制蔬菜、水果的发芽和成熟的原理，且经放射线照射后，食品本身的营养成分和价值不会有太大影响。

辐射法常用的射线有紫外线、α-射线、γ-射线等。此法与其他方法相比有许多优点，第一食品经辐射后，射线可以穿透包装和冰层，能杀死食品表面和内部的微生物；第二，食品经放射后，温度不会提高；第三，食品经放射后，风味不会改变，也不会产生有害成分。

七、保鲜剂法

保鲜剂法是指在食品中加入具有保鲜作用的化学试剂来延长食品贮存时间的一种方法。此法主要是利用保鲜剂的作用能控制微生物的生理活动，抑制或杀死食品中的腐败微生物；能防止和减慢空气中氧与食品中的微生物所发生的氧化还原反应，从而达到贮存的目的。

贮存中常用的保鲜剂有防腐剂、抗氧化剂、脱氧剂等。

1. 防腐剂

食品贮存过程中，常常会加入一些化学物质，这些化学物质能控制微生物的生长发育，抑制或杀死微生物，达到贮存效果。防腐剂中常用的化学物质有苯甲酸、苯甲酸钠、山梨酸钾、二氧化硫、焦亚硫酸钠、焦亚硫酸钾、丙酸钠、丙酸钙等。

2. 抗氧化剂

食品贮存过程中，还常常加入一些防止食品氧化的化学物质，这些物质能与氧作用，从而防止和减弱了空气中氧与食品中的一些物质所发生的氧化还原反应。这些物质就是抗氧化剂。常用的抗氧化剂有：丁基羟基茴香醚、二丁基羟基对甲酚、没食子酸甲酯、抗坏血酸等。

3. 脱氧剂

脱氧剂又称游离氧吸收剂，它具有吸除氧的功能。在食品中加入脱氧剂，能吸除食品周围的游离氧和食品中的氧，形成稳定的化合物，防止食品氧化变质，从而达到贮存目的。常用的脱氧剂有二亚硫酸钠、碱性糖制剂、特别铁粉等。

需要注意的是，食品贮存中，不论使用哪一种试剂，都要有一定的剂量，有的试剂国家有一定的标准使用量，实际工作中，应严格执行。

任务3 食品污染

任务驱动

1 食品污染的概念及分类。

2 食品污染的危害。

3 食品污染的因素控制。

知识链接

一、食品污染的概念及其分类

食品除应具有一定的营养价值外，在日常膳食中还不应有任何对人体有害的作用，还要符合人们生活中长期养成的对食品的色、香、味等感官性状方面的要求。食品在加工、运输、销售等过程中，不含有对人体有毒有害的物质或含量极少（在允许存在的范围内），但由于在各个环节过程中，食品随时都有可能受到外界环境的诸多因素的影响而受到污染。因此，食品的污染就是在食品中混入对人体有毒或有害的病原生物、化学物质或放射性物质的现象。食品是构成人类生命和健康的三大要素之一，食品一旦受污染，就要危害人类的健康。

污染食品的物质，称为食品污染物，污染物来源广泛，成分复杂，按其污染的来源主要有生物性污染、化学性污染和放射性污染。

（一）生物性污染

生物性污染主要指微生物、寄生虫及虫卵、昆虫等对食品的污染。

微生物污染主要指病毒微生物、细菌与细菌毒素、霉菌与霉菌毒素对食品的污染。食品在加工、运输、销售到食用的过程中，随时都可能受到微生物污染，其微生物的来源主要来自土壤、空气、水及人体和动植物体，主要通过水、空气、人和动物、用具以及杂物来污染食品。

寄生虫污染主要是指囊虫、蛔虫、涤虫、华支睾吸虫、旋毛虫等对食品的污染，主要来自病人、病畜和水生物，一般是通过病人或病畜的粪便污染水源或土壤，从而使食品特别是原料受到污染。

昆虫污染主要是指食品在储存的过程中，由于受到环境因素的影响，从而滋生如甲虫、蛾、蚊、蝇、蛆等各种害虫，这些害虫对食品进行叮食，传播病毒、细菌等，使食品变质，从而使食品受到污染，昆虫污染可使大量食品遭到破坏。

（二）化学性污染

化学性污染主要指化学农药、工业“三废”、食品添加剂、食品的容器及食品的包装材料对食品的污染。主要途径有：广泛且大量使用化学农药，从而使食品的农残量超标；使用不符合卫生要求或大剂量使用食品添加剂；使用不符合国家卫生标准要求的包装容器；工业“三废”的大量排放，对食品环境的影响。

（三）放射性污染

放射性污染主要是指食品受到天然放射性物质或利用放射能所产生的放射性物质、核武器试验的沉降物、原子能工业的排放物以及金属冶炼应用的排放物等，对食品直接或间接的污染。

二、食品污染的危害

受到食品污染的食品对人体健康有一定的危害性，由于食品污染的种类不同，食品以及人体所受到的危害以及生理病变也不同。

生物性污染的危害主要有：使食品腐败、变质、霉烂，失去其实用价值；在食品中产生有害毒素，如细菌毒素、霉菌毒素、真菌毒素，从而引起食物中毒；细菌等微生物进入人体后，在人体内分解释放毒素，使人中毒；细菌等微生物进入人体后，侵入体细胞组织，使人感染致病。

化学性污染的危害主要有：引起人体急性中毒；长期受到化学性污染，还会引起慢性中毒，使人畸形、致癌、生理器官病变等。

放射性污染的危害主要有：轻者引起人体脱发、感染，重者出现腹泻、呕吐等症状；破坏人体的中枢神经。

三、食品污染的因素与控制

① 科学合理使用农药，预防农药对食品污染。

② 树立环保意识，预防工业“三废”等毒性物质对食品的污染。

③ 改善储存环境，预防微生物对食品污染。

④ 合理采用食品的加工烹调方法，预防化学物质对食品污染。

⑤ 规范使用各种添加剂，保证食品的安全性。

⑥ 严格按照国家标准来使用食品的容器和包装材料。

项目六 食源性疾病及其预防

学习目标 1 了解食物中毒的一般常识，熟悉并理解食物中毒的概念、特点、原因及分类

2 掌握食物中毒的预防措施

3 掌握食物过敏的概念、致敏食物及预防措施

案例导入

“毒饺子”事件严重影响中国食品出口

2008年1月30日，日本JT食品公司召回中国河北天洋食品公司生产的冷冻饺子，原因是在千叶、兵库等地区，出现由于食用该冷冻饺子，出现呕吐和腹泻症状，甚至失去意识等现象。事件发生后，中国食品安全问题遭遇日本及西方媒体围攻，出口形象受到严重影响。

2008年2月14日，日本德岛县知事饭泉嘉门召开记者会说，在该县回收的中国产冷冻饺子外包装上检测到的微量敌敌畏已基本可以确定是来自日本销售方店内使用的杀虫剂。至此，中国“毒饺子”事件终于沉冤昭雪，但该事件对中国食品出口造成的恶劣影响是无可挽回地。

案例思考

1 该案例属于食物中毒吗？若是，应属于哪类食物中毒？

2 从事件的影响谈谈食物中毒的危害及其预防的重要意义。

任务1 食物中毒及其控制

任务驱动

1 什么是食物中毒?

2 食物中毒有哪些?如何预防?

知识链接

一、食物中毒概述

(一)食物中毒的概念

食物中毒(Food poison)的概念在《中华人民共和国食品安全法》第十章附则第九十九条中定义为:食物中毒,指食用了被有毒有害物质污染的食品或者食用了含有毒有害物质的食品后出现的急性、亚急性疾病。

食物中毒是食源性疾病中最为常见的疾病。食物中毒既不包括因暴饮暴食而引起的急性胃肠炎、食源性肠道传染病和寄生虫病,也不包括因一次大量或长期少量多次摄入某些有毒、有害物质而引起的以慢性毒害为主要特征(如三致作用)的疾病。

(二)食物中毒发生的原因

食物中毒原因归纳起来主要有以下几个方面:

(1)食物受某些病原微生物污染,并在适宜条件产生毒素,如葡萄球菌。

(2)食物被已达中毒剂量的有毒化学物质污染,如农药、金属及其他化学物质。

(3)一些含有有毒物质的“有毒食物”因外形与某些可食用食物相似而被误食,如毒蕈。

(4)一些食物本身含有有毒物质,在加工、烹调中未能采取正确的方法去除,如新鲜的黄花菜。

(三)食物中毒的基本特点

食物中毒发生的原因各不相同,但具有共同的特点:

1. 致病食物相同

发病者都是吃了同一种或者几种食物而发生的食物中毒;或者是吃了在同一环境条件(一个饭店、一个食堂等)下加工的食物。

2. 潜伏期较短

发病急，食物中毒一般发生在进食后2~3h之内，具有暴发性，河豚鱼毒素中毒可在10分钟之内使人致命。

3. 症状相似

摄入同一食物而中毒的病人可因吃进“有毒食物”的多少及个人体质的不同状况产生的症状轻重不同，但其症状极其相似，最常见的为急性胃肠炎症状，即腹痛、腹泻、恶心和呕吐等。

4. 无直接传染性

人与人之间没有直接传染性，这是食物中毒与消化道传染病的重大区别。

二、食物中毒的分类

根据食物中毒致病物质的不同，可分为细菌性食物中毒、有毒动、植物性食物中毒、化学性食物中毒、真菌毒素中毒和霉变食品中毒等。

（一） 细菌性食物中毒

细菌性食物中毒是食物中毒中最常见的一类。据我国近几年食物中毒统计资料表明，细菌性食物中毒占食物中毒总数的50%左右。

1. 概念

细菌性食物中毒是指人们吃了含有大量活的细菌或细菌毒素的食物而引起的食物中毒。

细菌性食物中毒通常可分为感染型和毒素型、混合型。凡因食用含大量活的细菌的食物引起的中毒为感染型食物中毒，如沙门菌、致病性大肠杆菌；凡因食用由细菌产生毒素的食物而引起的中毒为毒素型食物中毒，如葡萄球菌肠毒素、肉毒梭菌毒素；凡因食用了感染活菌的食物后在消化道内又能产生肠毒素从而引发的中毒为混合型食物中毒。

2. 细菌性食物中毒的特点

（1）有明显的季节性，尤以夏秋季发病率最高　这是由于夏天气温高、湿度大，各种微生物生长繁殖旺盛，食品中的细菌数量较多，加速了其腐败变质；加之人们在炎热夏季喜食生冷食物，造成食物中毒。

（2）动物性食品是引起细菌性食物中毒的主要中毒食品（如肉类、鱼类、乳类和蛋类） 其中肉类及熟肉制品居首位，其次有变质禽肉、病死畜肉以及鱼、奶、剩饭等。各种细菌也因其生长、繁殖条件不同，引发中毒的食物也不同。如沙门氏菌多发生于肉类，副溶血性弧菌多发生于海产品；植物性食物如剩饭、凉糕则易引发葡萄球菌的食物中毒。此外，也与不同地区、地域人群的饮食习惯也有密切关系。美国多食肉、蛋和糕点，葡萄球菌食物中毒最多；日本喜食生鱼片，副溶血性弧菌食物中毒最多；我国食用畜禽肉、禽蛋类较多，多年来一直以沙门氏菌食物中毒居首位。

（3）抵抗力低的人群是食物中毒的多发对象 如老人、儿童和疾病患者。

（4）一般情况下，只要治疗措施及时、得当，食物中毒病程短、恢复快，愈后良好。

3. 几种多发细菌性食物中毒

（1）沙门菌属食物中毒

① 病原及疾病特点：沙门菌属是引起沙门氏菌属食物中毒的病原菌。沙门菌属在自然环境中分布很广，正常健康的人群和动物均可带菌。不仅可在普通水中存活2~3周，更可在粪便和冰水中存活1~2月。20℃以上沙门菌生长繁殖最为旺盛，当pH在4.5以下能抑制其生长，70℃的水中经5min可被杀灭，100℃的水中可立刻被杀灭。

沙门菌食物中毒是由于摄入了大量活菌，因此其为感染型细菌性食物中毒。常见症状为恶心、呕吐、腹泻，全身发热。食物中毒潜伏期为12~24h，一般病程2~3d，愈后良好，很少出现死亡。但严重者尤其是儿童、老人及病弱者如不及时救治，也可导致死亡。

沙门菌食物中毒全年均可发生，但以夏秋季节多见。引起中毒的食品主要是动物性食品，如各种肉类、蛋类、乳类、家禽以及水产类等。其中以肉类、蛋类最易受到沙门菌的污染，其带菌率远远高于其他食品。食物被沙门菌污染的原因主要是因为感染沙门菌的人及动物或其排泄物可直接污染食物。

沙门菌食物中毒发生的原因主要有两个：一是食品被沙门菌污染后并在适宜条件下大量繁殖，加热处理不彻底，细菌未被彻底杀灭；二是已经灭菌的熟食由于再次受到污染，食用前未加热或加热不彻底。

沙门菌不耐热，因此在一般情况下，只要用通常的烹调方法加热就可以杀死病原。

② 疾病控制

• 防止污染：严禁把病死畜禽作为烹饪原料，在操作加工过程中注意防止生熟交叉污染，并且要严格控制食品行业人员个人卫生状况。

• 控制繁殖：肉类食品应按照低温保藏的卫生要求贮存食品，一般置于10℃以下的低温贮存即可。

• 杀灭病原菌：预防沙门氏菌的关键措施是对可能带菌的食品在食用前加热灭菌。

（2）致病性大肠杆菌食物中毒

① 病原及疾病特点：致病性大肠杆菌存在于人畜肠道中，随粪便能够污染水质、土壤以及受其灌溉的蔬菜，甚至在厨师接触到生的蔬菜时也能受到污染。致病性大肠杆菌食物中毒的主要症状，多为急性肠胃炎和急性细菌型痢疾。前者多表现为呕吐、腹泻、大便米泔样、腹绞痛；后者主要表现为腹泻、便血、高烧。

② 疾病控制：基本与沙门菌的预防措施相同。主要是不吃生食，在致病性大肠杆菌长出毒素前将其杀灭。并且尽可能的通过各种有效手段防止食物被致病性大肠杆菌污染。尤其对于餐饮人员要勤洗手，并且做到生熟食分开存放。加强对从业人员进行健康检查，并要注意凉菜、冷盘在制作完毕后就得直接上桌，防止污染。对于装盘的器皿也要注意卫生。

（3）金黄色葡萄球菌肠毒素食物中毒

① 病原及疾病特点：葡萄球菌广泛存在于自然界中，空气、土壤、水中都能生存，此外人及动物的皮肤、鼻咽腔、指甲下均可带菌。葡萄球菌有三个典型的菌种：金黄色葡萄球菌、表皮葡萄球菌、腐生葡萄球菌。其中以金黄色葡萄球菌的致病作用最强，其本身不耐热，但其产生的肠毒素却有着较强的耐热性，一般的烹调加热不能将其完全破坏。食物若被葡萄球菌肠毒素污染，就非常容易导致食物中毒。

感染金黄色葡萄球菌的患者鼻腔带菌率可达80%以上，人手附带菌率也可达到14%~44%。患乳腺炎的牲畜也可携带此菌，其奶中也有较高的细菌。引起中毒的食物主要为淀粉类（如剩饭、米面、粥等）、牛乳及乳制品以及鱼、肉、蛋类等。该类食物中毒以夏秋季多见。其特征为潜伏期短，病例暴发集中，来势凶猛，呕吐剧烈，伴失水及虚脱，但恢复迅速，愈后良好。

② 疾病控制：

- 食物应采用低温冷藏，以防止肠毒素的产生。
- 要定期对餐饮从业人员进行健康检查。患有化脓性感染、上呼吸道感染者不能作为生产经营者，并且要暂时调离食品生产经营系统。

（4）副溶血性弧菌食物中毒

① 病原及疾病特点：副溶血性弧菌是一种嗜盐弧菌，在含盐量为0.5%~7%时生长良好，当含盐量在3%~3.5%时能极好地生长，但含盐量超过8%时生长停滞。该菌在外界环境中很容易死亡，当温度为56℃时5min即可将其杀灭，在食醋中只能存活1min。

副溶血性弧菌食物中毒是我国沿海地区夏秋季节最为常见的一种食物中毒，也多发于日本，与其喜食生鱼片有关。一般多发于5~11月，高峰季节在7~9月，有明显的季节性。引起中毒的食物主要是海产品和家庭腌制品，如海产鱼、虾、蟹、贝、咸肉、禽、蛋类以及咸菜或凉拌菜等。

该类食物中毒症状多为急性肠胃炎症状：呕吐、腹泻（多为水样便，少有血便）、腹痛、发烧。

② 疾病控制：

- 低温保存海产品。
- 烹调加工各种海产品时原料要洁净并烧熟煮透。
- 凉拌菜肴时可适当加醋。

（5）肉毒梭菌毒素食物中毒

① 病原及疾病特点：肉毒梭菌在自然界分布较为广泛，大量存在于土壤、水源和植物中，是一种厌氧菌，其在厌氧条件（如密封罐头）下生长最好，其产生的毒素——肉毒毒素，是一种强烈的神经毒素，其引发的食物中毒是现今已知的毒素中毒较为严重的一种食物中毒。

肉毒梭菌生长繁殖及产生毒素的最适宜温度为18~30℃，肉毒梭菌毒素不耐热，加热可使其完全破坏。

肉毒中毒四季均可发生，多发生在冬季，引起中毒的食物主要为家庭自制的发酵豆、豆制品（面酱、臭豆腐、豆瓣酱、豆豉），其次为肉类（熏制、腌制食品）和罐头食品。食物中肉毒梭菌主要来源于带菌的土壤、尘埃及动物粪便。被污染了肉毒毒素的食品在食用前未进行彻底的加热处理，引发中毒。该类中毒，潜伏期数小时至数天不等（一般12~48h，最短者6h，长者可达8~10d）。中毒主要表现为运动神经麻痹症状，如头晕、无力、视物模糊、眼睑下垂等。病人症状的轻重程度可有所不同，因其属于神经型食物中毒，病死率较高。

② 疾病控制：

- 自制发酵酱类时，原料应清洁新鲜，要彻底清洁处理。经常日晒，充分搅拌，使氧气供应充足。
- 不吃生酱。
- 对食物要进行彻底加热，低温贮藏。

（6）其他细菌性食物中毒　除上述细菌性食物中毒外，常见的还有蜡样芽孢杆菌食物中毒、变形杆菌食物中毒等。

（二）有毒动、植物食物中毒

1. 动物性食物中毒

（1）河豚鱼中毒　河豚又名鲀，是一种海洋鱼类，河豚鱼口小头圆，背部黑褐色，腹部白色，大的长达1m，重10kg左右，眼睛平时是蓝绿色，还可以随着光线的变化自动变色，是一种味道鲜美但含有剧毒物质的鱼类。我国约有40种，其中常引起人中毒的主要有星点东方鲀、豹纹东方鲀等。

河豚鱼中毒是世界上最严重的动物性食物中毒。河豚所含的有毒成分为河豚毒素（河豚毒素是小分子化合物，其分子式为$C_{11}H_{17}N_3O_8$，理化性质稳定，煮沸、盐腌、日晒均不被破坏，在100℃加热7h，200℃以上加热10min才被破坏，是毒性极强的非蛋白类毒素）。河豚的肝、脾、肾、卵巢和卵、皮肤及血液都含有毒素，一般以卵巢最毒，肝脏次之。一般河豚鱼的肌肉无毒，但鱼死后毒素渗入肌肉也能使其含有毒素。春季为雌鱼的卵巢发育期，是河豚的产卵季节，因此春季是河豚鱼中毒的高发期。世界各国均有人因河豚肉质鲜美而“拼死吃河豚”，所以每年都有多起河豚中毒而死亡的悲剧发生，多发生在日本、东南亚及我国沿海、长江下游一带。

河豚毒素是一种很强非蛋白质、高活性的神经毒素，主要作用于神经系统，阻断神经肌肉的传导，可引起呼吸中枢和血管运动中枢麻痹而死亡。0.5mg河豚毒素就可以毒死一个体重70kg的人。河豚鱼中毒的特点是发病急速而剧烈，致死时间最快可在发病后10min，潜伏期10min~3h。早期有手指、舌、唇刺痛感，然后出现恶心、呕吐、腹痛、腹泻等胃肠症状。四肢无力、发冷、口唇和肢端知觉麻痹。重症患者瞳孔与角膜反射消失，四肢肌肉麻痹，以致发展到全身麻痹、瘫痪。呼吸表浅而不规则，严重者呼吸困难、血压下降、昏迷，最后死于呼吸衰竭。目前对此尚无特效解毒剂，对患者应尽快排出毒物和给予对症处理。造成中毒的主要原因是不会识别而误食，也有少数人因喜食河豚鱼的鲜美，但未将毒素去除干净而引起。中毒后多在4~6h死亡，病死率一般为20%，严重时可达到40%~60%。一般的加热烹调或加工方法都很难将毒素清除干净。

我国《水产品卫生管理办法》明确规定："河豚鱼有剧毒，不得流入市场"。餐饮店不得将河豚鱼作为菜肴经营。要向群众普及并大力宣传河豚鱼中毒的危害性。严禁河豚鱼流入市场而误食。

（2）肉毒鱼类　指其肌肉或内脏含有毒素的鱼类。此类中毒早在16世纪已有报道。肉毒鱼类在太平洋、印度洋、大西洋热带和亚热带海域分布广泛，种类很多。据初步统计，属于肉毒鱼类的有300余种，在我国主要分布在广东和海南沿海，也有少数种类分布在东海南部和台湾。大约有20多种，如黄边裸胸鳝、斑点裸胸鳝、大魣、斑点九棘鲈、棕点石斑鱼、单列齿鲷等。

肉毒鱼类的外表和一般食用鱼类无多大差别，因此区别难度很大，容易造成误食中毒。吃了肉毒鱼类后，一般在进食后1~6h内出现症状，首先是口唇、舌、咽喉部产生刺痛感，继之出现麻痹。严重中毒者，肢体感觉异常，出现冷热倒错（冷感为烧灼，温感为冷），而后出现全身性肌肉运动失调、痉挛性、抽搐、发音困难、昏迷，直至呼吸麻痹而死亡。

目前，尚无特效药可治。因此饮食业不得选用和加工这些鱼类。

（3）胆毒鱼类中毒　指鱼胆含有毒素的鱼类。在我国一些地区，民间流传"鱼胆"可以"清热明目"、"止咳平喘"等，因而发生吞服鱼胆引起中毒，严重者可引起死亡。胆毒鱼类主要是鲤科鱼类，我国主要的淡水经济鱼类——青鱼、草鱼、鳙鱼和鲤鱼都属于此类。其中以服用草鱼胆中毒者多见。因此在烹饪加工前，厨师务必采取正确的方法将鱼胆去除干净。

鱼胆汁中的有毒成分过去认为是胆汁毒素，可能与胆汁中的组胺、胆盐及氧化物有关，近年有研究认为5-α-鲤醇为其有毒成分，其耐热性强，主要损害肾及肝脏，亦可损害心、脑等。

知识拓展

鱼胆有毒　市民勿食

2007年2月28日，一位在我市打工的湖北青年在市第一人民医院抢救、诊治20d后，终于病愈出院了。说起病情，这位患者后悔不迭。

原来，患者于2月8日晚吃了一颗草鱼胆，大约一个小时后，出现腹痛、腹泻，并恶心、呕吐等症状。在当地医院治疗无效后转入市一院肾内科，被诊断为"鱼胆中毒，急性肾功能衰竭，肝功能损害"。经医护人员积极抢救和精心护理，患者终于挽回了生命。

在民间，一直流传着鱼胆能"明目止咳、清热解毒"的说法，因此常被人们生食或和酒吞服，导致中毒现象时有发生。市一院医生介绍说，鱼的胆汁中含有一种极具强毒性的胆汁毒素，它不易被乙醇和热破坏。其中的主要有毒成分为水溶性鲤醇硫酸酯钠，可导致多脏器功能损伤。鱼胆中毒的首发症状为恶心、呕吐、腹痛、腹泻。患者多在吞服鱼胆后30~90min内发病，迟者在8h内发病。多数病例有头痛、头昏、嗜睡、唇、舌麻木，甚至昏迷、抽搐等神经系统症状，其病情轻重与服鱼胆量有关。而急性肾功能衰竭、房室传导阻滞以及心力衰竭是鱼胆中毒死亡的主要原因。目前，吃鱼胆患者的病死率高达16%。

据医学专家介绍，目前医学临床上尚无鱼胆中毒的特效解毒剂。在此，记者提醒市民，鱼胆有毒，请勿信民间偏方。

《张家港日报》2007年3月5日

（4）血毒鱼类　指血液中含有毒素的鱼类。该毒素易被热和胃液破坏，因此煮熟后进食不会中毒。我国血毒鱼目前仅知两种，即广泛分布于江河的鳗鲡和黄鳝。该类中毒一般和民间传说“生饮鱼血能滋补强身”有关。中毒症状多为腹泻、恶心、皮痒、呼吸困难等。

（5）鱼类组胺中毒　鱼类组胺中毒是由于食用了含有一定数量组胺的鱼类食品所引起的过敏性食物中毒。引起此种过敏性食物中毒主要发生在不新鲜或者腐败的鱼中，容易产生组胺的鱼类主要是海产鱼中的青皮红肉鱼（鱼体盐分浓度在3%~5%时最易产生组胺。故组胺中毒多见于海产鱼类），如鲭鲇鱼、金枪鱼、竹筴鱼、秋刀鱼等，一般这些鱼含有较多的组胺酸，经脱羧酶作用强的细菌作用后，产生大量组胺。一般引起人体中毒的组胺摄入量为1.5mg/kg体重，但与个体对组胺的敏感性关系很大。

为了防止鱼类组胺中毒，首先得做好鱼类原料的贮藏保鲜工作，防止鱼类腐败变质；并且对易产生组胺的鱼类，烹调前应去内脏、洗净，切段后在冷水或盐水中浸泡几个小时，以减少组胺量；然后选用加热充分的烹调方法，比如红烧或清蒸、酥焖，不宜油煎或油炸。组胺为碱性物质，烹调时可适量放些雪里蕻或红果，加少许食醋，可降低组胺毒性；对体弱、过敏体质的人及患有慢性气管炎、哮喘、心脏病等病人最好不食用或少食用青皮红肉鱼类。

（6）刺毒鱼类　这类鱼具有毒棘和毒腺，被刺后毒液由毒棘注入人体，引起疼痛以至麻木，神志丧失乃至死亡。但刺毒鱼的毒液不稳定，易被热和胃液所破坏，故可以食用。我国沿海的刺毒鱼主要有虎鲨类、角鲨类、鲶类和魟类；江河中主要有鲶类和鳜鱼类。

（7）麻痹性贝类中毒　麻痹性贝类中毒是由于食用某些含神经麻痹毒素的贝类所引起的食物中毒。贝类所含的有毒物质不是自身产生的，它与贝类生长水域中的藻类有关。常见的有：牡蛎、扇贝、螺类、蛤类等。在食用被感染的贝类后10~30min，会出现反胃、呕吐、腹泻、腹痛、麻痹及嘴唇、牙肉、舌头、面部、颈部、手臂、脚及脚趾发热等症状。也会出现气促、口干、窒息的感觉、口齿不清及失控。

已含毒素的贝类在一般烹调中不易被完全去除，该毒素可溶于水，易被胃肠道吸收。因此在食用贝类时，应先去除其内脏再烹调。

2. 植物性食物中毒

（1）毒蕈中毒　蕈类又称蘑菇，属于真菌植物。毒蕈是指食后可引起中毒的蕈类，在中国有100多种，对人生命有威胁的有20多种。毒蕈的有毒成分十分复杂，一种毒蕈可以含几种毒素，而一种毒素又可以存在于数种毒蕈之中。毒蕈中毒多发生在个人采集野生鲜菇，误食而引起。

蘑菇种类繁多，有毒与无毒蘑菇不易鉴别。毒蕈中毒在绝大多数情况下是由于误食造成的，预防毒蕈中毒最根本的办法是大力宣传不要采摘并食用自己不认识的蘑菇，一旦出现中毒现象，及时采取催吐、导泻、灌肠等方法迅速排出毒素，及时抢救。

（2）发芽马铃薯中毒　马铃薯，俗称土豆或洋山芋。马铃薯含有龙葵碱，在正常情况下含龙葵碱较少，在贮藏过程中逐渐增加，但当马铃薯贮藏不当，至马铃薯发芽或部分变绿时，其幼芽和芽眼部分的龙葵碱含量迅速增加，烹调时又未能去除或破坏掉龙葵碱，人食入后可引起中毒。尤其是春末夏初季节多发。龙葵碱对胃肠道黏膜有较强的刺激作用，对呼吸中枢有麻痹作用并可引起脑水肿，重症可因呼吸麻痹而死亡。此外，对红细胞有溶血作用。

因此，预防发芽土豆中毒最主要是要将马铃薯低温贮藏，尽量避免阳光直射，防止发芽；尽量不吃发了芽的马铃薯。若生芽较少，烹调前应彻底挖去芽的芽眼，并将芽眼周围的皮削掉一部分，这种马铃薯不易炒吃，应煮、炖、红烧吃，充分加热，或在烹制中加醋，以加速破坏龙葵碱。

（3）四季豆中毒　四季豆即豆角，因地区不同又称为菜豆、芸豆等，是一种常见蔬菜。四季豆煮熟后无毒。但生豆角，尤其是霜打后的豆角中含较多的皂素和植物血球凝集素，能够引起食物中毒。该类中毒一年四季均可发生，以秋季下霜前后较为常见。我国常年有四季豆中毒事件报道。多发于集体食堂，由于其易清洗的特点而被众多食堂作为食材，但食堂里往往一次性烹调加工量较大，不易加热充分，并且有的厨师过分追求食物的“色”，在四季豆并未完全熟透的情况下，就盛装入盘，导致中毒事件的发生。

四季豆中毒的发病潜伏期为数十分钟至数小时，一般不超过5h。主要症状为：恶心、呕吐、腹痛、腹泻等胃肠炎症状，少数人伴有头痛、头晕、出冷汗等症状。通常无须治疗，病程较短，愈后良好。但严重者应送往医院治疗。

预防方法是必须把全部四季豆煮熟焖透。另外，还要注意老四季豆以及四季豆两头和豆荚因为毒素含量较多，应尽量避免食用。

（4）鲜黄花菜中毒　黄花菜又名黄花、金针菜，鲜黄花菜里含有秋水仙碱，本身无毒，但一旦摄入体内后能迅速被氧化成为二秋水仙碱，这是一种毒性很大的物质，能强烈刺激肠胃和呼吸系统。成年人如果一次食入0.1~0.2mg的秋水仙碱（相当于鲜黄花菜50~100g），就可引起中毒。中毒者一般在食后1~3h发病，开始多感咽喉及胃部不适，有烧灼感，继而出现恶心、呕吐、腹痛、腹泻等症状，腹泻频繁剧烈，多呈水样便或血性便。此外，还会有头晕、头痛、发冷、乏力、甚至麻木、抽搐等症状，可抑制呼吸死亡。

预防方法是必须在烹调鲜黄花菜之前用沸水进行焯烫。市面上的干制黄花菜，已经过净水浸泡、沸水烫焯工艺，秋水仙碱已被破坏，所以食用干制黄花菜不会引起中毒。发生食用鲜黄花菜中毒者，应送医院进行治疗。

（5）含氰苷类植物中毒　含氰苷类植物性食物中毒常见苦杏仁、苦桃仁、枇杷仁、李子仁、樱桃仁和木薯，但以苦杏仁引起的最为多见，后果最严重。有毒成分为氰苷，经水解能形成氢氰酸，氢氰酸有剧毒。

苦杏仁中毒潜伏期为半小时至数小时，一般1~2h。主要症状为口内苦涩、流涎、头晕、头痛、恶心、呕吐、心慌、四肢无力，继而出现不同程度的呼吸困难、胸闷。严重者意识不清、呼吸急促、四肢冰冷、昏迷。继之意识丧失，瞳孔散大，对光反射消失，牙关紧闭，全身阵发性痉挛，最后因呼吸麻痹或心跳停止而死亡。

对于群众应加强宣传教育，不生吃各种苦味果仁。尤其儿童更要注意。若食用果仁，必须用清水充分浸泡，再敞锅蒸煮，使氢氰酸挥发掉。不吃生木薯，食用时必须将木薯去皮，加水浸泡2d，再敞锅蒸煮后食用。

知识拓展

怎样煮豆浆

豆浆一定要充分煮熟再喝。因为生豆浆中含有一种称为皂苷的物质，皂苷如果未煮透进入胃肠道，会刺激人体的胃肠黏膜，使人出现一些中毒反应，出现恶心、腹痛、呕吐、腹泻、厌食、乏力等。

那么豆浆应该怎样煮才算熟呢？

当生豆浆加热到80~90℃的时候，会出现大量的白色泡沫，很多人误以为此时豆浆已经煮熟，但实际上这是一种“假沸”现象，此时的温度不能破坏豆浆中的皂苷物质。正确的煮豆浆方法应该是：在出现“假沸”现象后继续以小火维持煮沸5min左右，使泡沫完全消失。这样才能使其有害物质被彻底分解破坏。

另外，生豆浆中含有丰富蛋白质、脂肪和糖类，是微生物生长的理想条件。所以，豆浆必须煮透烧透，才能将微生物杀死。

（三）化学性食物中毒

化学性食物中毒是指食入化学性毒物污染的食品引起的食物中毒。常见的毒性物质主要包括金属、农药和其他有毒化学物质等。

1. 亚硝酸盐食物中毒

亚硝酸盐中毒一般是因食入含有大量硝酸盐和亚硝酸盐的蔬菜，或误将亚硝酸盐当做食盐食用而引起的食物中毒。

新鲜的叶菜类，如菠菜、芹菜、大白菜等含有硝酸盐，但一般摄入量并无碍，如大量摄入后，在肠道内由于硝酸盐还原菌的作用也可转化为亚硝酸盐。蔬菜贮存过久或发生腐烂，亚硝酸盐含量也会升高；因此新鲜蔬菜煮熟后若存置过久，或不新鲜蔬菜中，亚硝酸盐的含量会明显增高。刚腌不久的蔬菜含有大量亚硝酸盐，尤其是加盐量少于12%、气温高于20℃的情况下，菜中的亚硝酸盐含量会大量增加，在第7~8d时达到高峰，一般于腌后20天降至最低。一般情况下，枯井水含较多的硝酸盐，当使用该水烹调食物，则硝酸盐可还原成亚硝酸盐。一些食品企业往往会因片面追求色泽“红艳”在腌肉制品因加入过量的硝酸盐或亚硝酸盐作为发色剂。此外，一些人缺乏区分食盐和亚硝酸盐的常识，误将亚硝酸盐当做食盐应用。

一般情况下，误食纯亚硝酸盐引起的中毒，潜伏期较短，一般为10~15min；大量食入蔬菜或未腌透菜类者，潜伏期一般为1~3h，个别长达20h后发病。中毒症状主要为头痛、头晕、无力、胸闷、气短、嗜睡、心悸、恶心、呕吐、腹痛、腹泻，口唇、指甲及全身皮肤、黏膜发绀等，并且会出现青紫症状。严重者可有心率减慢、心律不齐、昏迷和惊厥等症状，常因呼吸循环衰竭而死亡。亚硝酸盐的中毒剂量一般为0.3~0.5g，致死量为1~3g。

在预防此类中毒的发生，应尽量食用新鲜的蔬菜，不吃腐烂或隔夜的蔬菜；对于腌菜也尽量在腌透之后再可食用；并且严格控制肉制品硝酸盐和亚硝酸盐的用量；杜绝非食用盐流入市场，妥善保管好亚硝酸盐，防止错把其当成食盐或碱而误食中毒。不喝苦井水，不用苦井水煮饭、煮粥，尤其勿存放过夜。

2. 甲醇中毒

甲醇，又称木醇、木酒精，为无色、透明、略有乙醇味的液体，是工业酒精的主要成分之一。引起甲醇中毒的主要原因是用甲醇兑制或用工业酒精兑制造假的白酒、黄酒等酒类，或因酿酒原料或工艺不当致蒸馏酒中甲醇超标，饮用后引起中毒。摄入甲醇5~10mL就可引起中毒，40%甲醇10mL可致失明，30mL可致死。

预防甲醇中毒的关键在于加强对酒类厂家生产过程的监督、监测，不得销售未经检验合格的酒类。

3. 农药中毒

农药种类较多，广泛应用于农、林业，用于防治病虫害，去除杂草，调解农作物生长。有机磷农药大多为油状液体，对人和动物有较高的毒性。有机磷农药中毒的主要是由于污染食物引起的。有些人群不注意区分盛装食物的器皿是否装过农药，就用其盛装酱油、醋、酒、食用油等；更有甚者把农药与食品混放一起，造成污染；也有运输工具污染后再装载食品引起污染；近年来引发农药中毒的事件发生多是由于农民在种植蔬菜、水果时过度喷洒农药，更有的使用国家禁用于蔬菜的高毒农药在蔬菜成熟期喷洒，从而引发中毒。

有机磷农药一般通过人的口或皮肤等途径进入人体引发中毒。经口中毒时，潜伏期大多在半小时内，短的十多分钟，长的可达两小时。中毒的轻重与摄入量有关，中毒严重的死亡率较高。

农药中毒的预防重在强调农药对人体的危害性。并且要专人保管，不能与食物混放。严禁用盛装过农药的器皿盛装食物。在喷洒农药时要严格执行国家农药安全使用标准。喷洒过农药的蔬菜、水果等食品要经过规定的安全时间间隔后方可上市。蔬菜、水果食用前要洗净，用清水浸泡后再烹制或食用。厨师更要积极了解并掌握农药使用的季节性及厨房控制措施。

知识拓展

清洗水果、蔬菜上的农药残留方法有哪几种？

清水浸泡洗涤法：主要用于叶菜类蔬菜，如菠菜、生菜、小白菜等。一般先用清水冲洗掉表面污物，剔除可见有污渍的部分，然后用清水盖过水果、蔬菜部分5cm左右，流动水浸泡应不少于30min。必要时可加入水果蔬菜洗涤剂之类的清洗剂，增加农药的溶出。如此清洗浸泡2~3次，基本上可清除绝大部分残留的农药成分。

碱水浸泡清洗法：大多数有机磷类杀虫剂在碱性环境下，可迅速分解。一般在500mL清水中加入食用碱5~10g配制成碱水，将初步冲洗后的水果蔬菜置于碱水中，根据菜量多少配足碱水，浸泡5~15min后用清水清洗水果蔬菜，重复洗涤3次左右效果更好。

加热烹饪法：常用于芹菜、圆白菜、青椒、豆角等。由于氨基甲酸酯类杀虫剂会随着温度升高而加快分解，一般将清洗后的水果蔬菜放置于沸水中2~5min后立即捞出，然后用清水清洗1~2遍后，即可置于锅中烹饪成菜肴。

清洗去皮法：对于带皮的水果蔬菜，残留的农药的外表可以用锐器削去皮层，食用肉质部分，这样既可口又安全。

储存保管法：某些农药在存放过程中会随着时间推移缓慢地分解为对人体无害的物质。所以有条件时，应将某些适合于储存保管的果品购回存放一段时间（10~15d）。食用前再清洗并去皮，效果会更好。

4. 铅中毒

多为慢性中毒，由于铅有积蓄作用，目前国内外发现的铅中毒事件多是长期摄入体内引起的。中毒原因多和用含铅的金属容器盛装酒精性饮料或用劣质的陶瓷或搪瓷的器皿盛装食物（多为酸性食物）有关。一般表现为无力、恶心、类风湿性疼痛。

预防此类中毒的最根本措施就是坚决杜绝使用含铅的金属容器盛装酒精性饮料，并且倡导群众应通过正规渠道购买合格的陶瓷或搪瓷器皿。

（四）真菌毒素中毒和霉变食品中毒

真菌毒素和霉变食品食物中毒是由于食入含有产毒霉菌产生的大量霉菌毒素的食物所引起的食物中毒。中毒的食品主要是粮谷类、甘蔗等富含糖类，水分含量适宜霉菌生长及产毒的食品。常见的有：

1. 黄曲霉毒素引起的食物中毒

黄曲霉毒素是黄曲霉菌属黄曲霉菌、寄生曲霉菌产生的代谢物，具有极强的毒性，同时还有致癌、致畸、致突变的作用。黄曲霉素是目前国际上公认的化学致癌物中最强的物质之一。对人、畜均有强烈的毒害作用，为霉菌毒素中之最。黄曲霉毒素是肝脏毒，一旦通过消化系统进入人体内，便会引起肝脏急性病变。因此其初期症状与肝病十分相似，易造成误诊。黄曲霉素主要存在于被黄曲霉素污染过的粮食、油及其制品中，广泛存在于受黄曲霉污染的花生、花生油、玉米、大米、棉籽中，此外，在干果类食品如胡桃、杏仁、榛子、干辣椒中，在动物性食品如肝、咸鱼中以及在奶和奶制品中也曾发现过黄曲霉素。对于这种毒素，最好的防治方法是不食粮食霉变的食物，选择正规厂家生产的食用油等。

2. 赤霉病麦食物中毒

赤霉病麦食物中毒每年都会发生，一般多发生于麦收以后吃了受病害的新麦，也有因误食库存的赤霉病麦引起的。多见与我国长江中、下游地区，东北和华北地区也有发生。主要表现为呕吐、恶心、腹痛、头昏、头痛等。

该毒素对热稳定，一般烹调不能去除。但可以采取发酵的措施处理病麦发酵成酱油或醋，达到去除毒素的目的。

三、预防食物中毒的一般措施

预防食物中毒通常采取以下措施：

（1）清洗蔬菜水果最好先用水浸泡，再仔细清洗；

（2）选购包装好的食品时，要注意包装上的有效日期、生产日期及要求保存环境；

（3）烹饪用的器皿、道具、抹布等需要保持清洁干净，加工、盛放生食与熟食的器皿应分开使用。加工、储存食物一定要做到生熟分开；

（4）正确烹调加工食品，隔夜食品、动物性食品、生豆浆、豆角等必须充分加热煮熟方可食用；

（5）冰箱等冷藏设备要定期清洁，冷冻的食品如果超过3个月最好不要食用；

（6）妥善保管有毒有害物品，防止误食误用；

（7）不要采集、食用不认识的蘑菇、野菜和野果；

（8）在外面吃饭，尽量不要到无证饮食场所；

（9）腌菜时选用新鲜蔬菜，多放盐，腌30d以上再食用，现腌的菜最好马上就吃；

（10）食用海味产品必须采用正确的烹调方法，炒熟烧透，生吃水产品应洗干净，用食醋调着吃；

（11）不吃腐败发霉的食物；

（12）尽量不吃鱼胆。

知识拓展

突发性食物中毒应如何进行急救

家中一旦有人出现上吐下泻、腹痛等症状时，千万不要惊慌失措，应冷静地分析发病的原因，针对中毒的食物以及吃下去的时间长短，及时采取如下三点应急措施：

催吐：如果进食的时间在1~2h，可使用催吐的方法。立即取食盐20g，加水200mL，冷却后一次喝下。如果无效，可多喝几次，迅速促使呕吐。也可用鲜生姜100g，捣碎取汁用200mL温水冲服。如果吃下去的是变质的食物，则可服用十滴水来促使迅速呕吐。

导泻：如果病人进食受污染的食物时间已经超过2~3h，但仍然精神较好，则可服用泻药，促使受污染的食物尽快排出体外。一般用大黄30g一次煎服，老年患者可选用元明粉20g，用开水冲服，即可缓泻。体质较好的老年人，也可采用番泻叶15g，一次煎服或用开水冲服，也能达到导泻的目的。

解毒：如果是吃了变质的鱼、虾、蟹等引起的食物中毒。可取食醋100mL，加水200mL，稀释后一次服下。此外，还可采用紫苏30g、生甘草10g一次煎服。若是误食了变质的防腐剂或饮料，最好的急救方法是用鲜牛奶或其他含蛋白质的饮料灌服。

如果经上述急救，症状未见好转，或中毒较重者，应尽快送医院治疗。

任务2 食物过敏

任务驱动

1 什么是食物过敏？

2 一般容易导致过敏的食物有哪些？

3 如何预防食物过敏？

知识链接

一、概述

食物过敏（foodallergy）也称为食物变态反应（foodallergy），是由于某种食物或食品添加剂等引起的免疫球蛋白介导和非免疫球蛋白介导的免疫反应，而导致消化系统内或全身性的变态反应。

一般来说，有过敏性体质的人胃肠功能比较差，肠壁通透性比较高，容易将一些异体蛋白质或其他类型的可能导致过敏的抗原物质直接吸收进入体内，从而刺激人体的免疫系统产生抗体，这就是医学上所谓的“致敏阶段”。当再次吃致敏食物时就会发生过敏性反应，即食物过敏。食物过敏分为立即反应型、延迟反应型和连续反应型，前者在进食几秒钟或几分钟后出现症状，而中者则大约是在进食后72h才发生反应，后者则是连续型的反应。

临床症状常见表现为头昏、恶心、呕吐、腹泻、皮肤瘙痒、湿疹、荨麻疹等，严重的如抢救不及时可危及生命。食物过敏不传染，但有遗传倾向。要预防食物过敏最简单、经济、有效的方法就是排除或不吃这种导致发病的食物。

知识拓展

奥运会帆船赛期间食品的卫生状况可以不必担忧，但奥帆赛期间，奥帆中心包括奥运分村内的饮食仍然采取实行“限吃”政策，以防外来运动员产生食物尤其是海鲜过敏反应。

在日常生活中，部分人也可能吃了某种食物后出现恶心、呕吐、腹泻等胃肠道症状以及皮肤瘙痒、湿疹、荨麻疹和血管性水肿等反应，比较严重甚至出现过敏性休克。在儿童阶段导致过敏食物主要为牛奶、鸡蛋、大豆等；成人阶段主要为花生、坚果、海产品等。

二、易引发食物过敏的食物

食物的种类成千上万，其中只有一部分容易引起过敏。同族的食物常具有类似的致敏性，尤以植物性食品更为明显，如对花生过敏的患者对其他豆科类植物也会有不同程度的过敏。各国家、各地区的饮食习惯不同，机体对食物的适应性也就有相应的差异，因而致敏的食物也不同，比如西方人认为羊肉极少引起过敏，但在我国羊肉比猪肉的致敏性高；西方人对巧克力、草莓、无花果等过敏较多，在我国则极少见到。根据西方的资料，易引起过敏的食物为牛奶、鸡蛋、巧克力、小麦、玉米、坚果类、花生、橘子、柠檬、草莓、洋葱、猪肉，某些海产及鱼类，蛤蚌、火鸡及鸡等。在我国容易引起过敏的食物有以下几类：

（1）富含蛋白质的食物，如牛奶、鸡蛋；

（2）海产类，如鱼、虾、蟹、海贝、海带；

（3）有特殊气味的食物，如洋葱、蒜、葱、韭菜、香菜、羊肉；

（4）有刺激性的食物，如辣椒、胡椒、酒、芥末、姜；

（5）某些生食的食物，如生番茄、生花生、生栗子、生核桃、桃、葡萄、柿子等；

（6）某些富含细菌的食物，如死的鱼、虾、蟹，不新鲜的肉类；

（7）某些含有真菌的食物，如蘑菇、酒糟、米醋；

（8）富含蛋白质而不易消化的食物，如蛤蚌类、鱿鱼、乌贼；

（9）种子类食物，如各种豆类、花生、芝麻；

（10）一些外来而不常吃的食物。

项目七 饮食卫生与安全管理

学习目标

1 了解从业人员的卫生与安全
2 了解餐具的卫生与安全
3 了解环境的卫生与安全
4 了解饮食行业的卫生安全管理

案例导入 2004年9月，西部地区某中学由于食堂两名厨师、两名服务员都是伤寒杆菌的健康携带者，导致了6名学生先后感染伤寒，引起伤寒的爆发流行。

案例思考 食品制售人员可能形成传染源，制售食品的人员一般都未进行健康体检和卫生知识培训，他们有可能是痢疾、沙门菌的带菌者或肝炎病毒的携带者。因此他们可能成为潜在的疾病传染源，把疾病传播给学生等食客。

任务1 从业人员的卫生与安全

任务驱动

1 厨师的卫生与安全需要注意哪些？
2 服务员的卫生与安全需要注意哪些？

知识链接 食品生产经营者根据《中华人民共和国食品安全法》第三十四条规定，应当建立并执行从业人员健康管理制度。患有痢疾、伤寒、病毒性肝炎等消化道传染病的人员，以及患有活动性肺结核、化脓性或者渗出性皮肤病以及其他有碍食品卫生的疾病的人员，不得从事直接入口食品的工作。

食品生产经营人员每年应当进行健康检查，取得健康证明后方可参加工作。

一、厨师的卫生与安全

餐饮从业人员应当具有良好的卫生素养，尤其以直接接触菜肴的厨师更为重要。

（一）个人卫生习惯

员工个人卫生应做到勤洗手、剪指甲，勤洗澡、理发，勤洗衣服、被褥，勤换工作服和工作帽。员工不应留长发，不在工作时和工作场地抽烟，直接接触菜点者不戴戒指、项链等首饰物品，不得涂抹有浓烈芳香气味的化妆品和涂染指甲。

工作时必须穿戴好清洁的工作服、工作帽，保持整洁，不得穿工作服进入与生产无关的场所，不得穿工作服上厕所。冷菜切配操作时必须戴口罩和手套。

操作间不得存放个人物品。不得面对食品咳嗽、打喷嚏。操作时禁止吃东西，不得随地吐痰。

（二）操作卫生规范

切配和烹调不得用同一个盘子盛装。在烹调操作时，试尝口味时应用小碗或汤匙，尝后剩下的汤汁不得倒回锅中，如使用的是手勺，应尝完立即洗净。炉台上盛装调味品的器皿应每日使用完毕后加盖放置。并且应重视抹布的清洗，并且得分开使用，不能混用。

二、服务员的卫生与安全

（一）个人卫生习惯

服务员也需持健康证上岗，每年体检一次。应勤洗头、洗澡。勤换内衣。经常理发、洗发及梳理。确保头发干净、整洁、无头屑。发型要大方，男服务员不留长发，女服务员不留披肩长发及怪异发型。上岗前不饮酒，不吃葱、蒜等有刺激性气味的食物。并且注意仪容仪表。不得涂抹有浓烈芳香气味的化妆品。上岗时不戴手镯、耳环、贵重项链、不带不合要求的发夹。不留长指甲，不涂指甲油。

（二）操作卫生规范

每餐工作之前，应主动洗手消毒。不在工作场所抓头挠痒，不用手捂口咳嗽、打喷嚏。传菜时应使用托盘、盖具。手应避免触碰餐具与食品或顾客的嘴接触的部分。对掉在地上的餐具、餐巾或掉到地上的食品，应立即用干净的替换。对于用脏的餐具应立即撤掉，并送到指定的场所进行清洗消毒。

任务2 餐具的卫生与安全

任务驱动

1 各类餐具的卫生评价是怎样的？

2 餐具的洗涤和消毒要注意哪些方面？

知识链接 《中华人民共和国食品安全法》第四章第二十七条第五款规定：餐具、饮具和盛放直接入口食品的容器，使用前应当洗净、消毒，炊具、用具用后应当洗净，保持清洁。第十款规定：使用的洗涤剂、消毒剂应当对人体安全、无害。

一、餐具的卫生评价

餐具从材质上看，主要有陶瓷、竹木制品、玻璃、搪瓷、不锈钢制品、铝制品等，传统的竹木、玻璃等一般对人无害。

（一）陶瓷餐具的卫生评价

陶瓷包括陶器和瓷器。陶瓷器皿往往为了增加其机械强度和光泽，会在表面附着一层釉质。而给釉上彩色的颜料，多含有一定量的铅。当器皿盛装具有酸性的食物，铅就很容易被析出，长期会导致对人体的伤害。因此要确保陶瓷餐具不与酸性食物（醋、饮料等）接触。

近几年来，尤其是在“非典”后期研制出一种无菌陶瓷餐具，对金黄色葡萄球菌和大肠杆菌都有一定的抑制作用，可以考虑日后在降低成本的情况下在生活中的推广和应用。

（二）金属餐具的卫生评价

目前，主要有铝质餐具、铁质餐具、不锈钢餐具和铜质餐具，有的高档餐厅还会使用金银等高档餐具。铝质餐具因其质量轻、耐用而被人们广泛使用，但必须得使用精铝质品，劣质铝制品在使用过程中易产生毒性；铁质餐具一般情况下无毒，并且对人体还有一定的好处，但要注意防止其生锈；不锈钢现在越来越多的出现在人们的餐桌上，但因其是由铁铬金掺入镍、钼等金属合成，应避免其与酸性物质接触，不要用其盛装盐、酱油之类的调味品；铜一般作为火锅的主要材质，长期使用会对肝脏造成损伤，应避免其存放油脂类食物。

（三）其他餐具的卫生评价

其他餐具包括塑料、玻璃、木质餐具等。

塑料容器应是允许使用的聚乙烯、聚丙烯、聚苯乙烯、聚氯乙烯等，且是符合卫生要求的；玻璃餐具里应选用优质玻璃制品，因为劣质玻璃制品亦会有一些有毒金属的污染；一般情况下木质餐具只要外表没有涂漆都是无毒的，但要注意其受潮发霉。

二、餐具的洗涤和消毒

（一）餐具的洗涤

洗涤要实行一洗、二刷、三冲，分池进行。

（二）餐具的消毒

餐具每次使用后必须消毒，以预防传染病。常用的消毒方法为：煮沸消毒、蒸气消毒、消毒剂消毒；常用消毒剂为0.1%~0.2%漂白粉、0.2‰新洁尔灭、1‰高锰酸钾、0.2%过氧乙酸。

（三）餐具的保洁

在餐具进行消毒后必须做好保洁工作，不然给食物造成二次污染就失去了消毒的意义。应把及时餐具放进保洁柜里。在拿取餐具的时候要避免用抹布擦拭，造成二次污染。

任务3 环境的卫生与安全

任务驱动

1　餐饮企业选址的卫生要求有哪些？

2　厨房建筑设计的卫生要求有哪些？

3 厨房设施的卫生要求有哪些？

4 餐厅平面布局和设施的卫生要求有哪些？

5 餐饮企业外环境的卫生要求有哪些？

知识链接 餐饮环境卫生涉及企业选址卫生要求、建筑设计和设施要求、厨房卫生、餐厅卫生、设备和餐具卫生、饮水卫生要求。

一、餐饮企业选址卫生要求

餐饮企业在地址选择上应符合以下卫生要求：

（1）远离污染场所　餐饮企业应远离垃圾场及城市垃圾通道、废渣场、屠宰场、公共厕所、有污染的工厂，以免造成食品的污染。

（2）基础设施良好　餐饮企业周围道路、水、气、通信、宽带、光纤、排污等条件应齐备，餐饮企业特别注意饮水和排污条件，且企业地势应高于排污管道，以利排污。

（3）阳光充足、空气清新，周围环境良好　餐饮企业周围绿化和生态环境好，周围有河流、湖泊、森林、花园、果园、园林、草地，可以借景或共享城市公共设施和公众资源。

二、厨房建筑设计卫生要求

厨房建筑设计应符合以下卫生要求：

（1）餐厅和厨房均不能在地下室　因为地下室排污困难，可能低于城市排污接口；通风条件上不能自然通风，空气较差；靠近地面的空气中尘埃和微生物较多。

（2）朝向和规模　首先应考虑厨房的朝向，厨房应处于城市的下风向，以利于通风和厨房废气的排出，也可防止厨房的油烟、蒸汽流入餐厅，厨房夏天炎热，冬天蒸汽弥漫而凝结成水滴，出于对厨师健康的考虑，应先考虑厨房朝向，而餐厅朝向以便于顾客进出为原则。餐饮企业总规模以每个顾客1~1.2m^2。

（3）厨房高度　厨房高度一般应不低于5m，以便有良好的自然通风和采光，保持空气流通，避免夏天闷热。

（4）屋顶、墙壁和地面卫生要求　墙壁、地面、屋顶要易于清洁，用防水、浅色的建筑材料，同时，应易于防鼠、防蝇、防虫、防尘和油污。

（5）厨房平面布局的卫生要求　厨房平面布局应做到：按工艺过程形成流水线，避免交叉污染；垃圾、炉灰不能进入厨房，非厨房工作人员不能随意进入厨房；菜肴加工、小吃和饭点加工、食具清洗消毒各形成一条线；原料入口分开，还应生熟分开，动物性原料和植物性原料分开，菜点分开。

三、厨房设施卫生要求

厨房设施应符合以下卫生要求：

（1）通风排烟设施，炉灶上方应有自然排烟或抽油烟装置及烟道应易于清洗，避免因油污聚集而引起火灾，烟道必须半年内彻底清除一次。

（2）下水道及排污设施　厨房地面应有排水沟，以免地面积水，排水沟上应加漏网盖，以免渣滓进入排水沟；厨房下水道管径应比普通房屋或住宅下水道管径粗，否则会因菜渣或米糠与油脂结成的纤维凝块导致下水道狭窄或完全阻塞，难以疏通；餐饮企业下水道在接入城市污水管道以前，应有滤油池（或其他滤油装置）将污水滤油后才能排入城市污水系统。

（3）厨房的设备、架子、柜子等设施在布局上既有利于操作，也便于防鼠、防蟑螂，便于清洁，尽量无死角。

（4）其他卫生设备要求。洗手池水龙头最好采用脚蹬式开关龙头，疾病流行期间还应设立员工手消毒池。从工作人员入口至厨房之间还应有厕所、更衣室、休息室、办公室、浴室，并且有门与厨房相隔。

四、餐厅平面布局和设施卫生要求

餐厅设计、布局和设施方面应符合以下卫生要求：

（1）餐厅地面、墙壁、门窗应易于清洁。

（2）餐厅卫生设施要求。餐厅应有供客人用于洗手和简易梳妆（有镜子可整装）的地方，卫生间最好通过过道与餐厅相通，厕所门不能与餐厅直接相通；餐厅内设有痰盂和废纸筐。

（3）厨房与餐厅之间最好有备餐间过渡，不要直接相通，如厨房与餐厅不在同一层楼，应该有专用的菜品传送通道，且应与客人进出通道分开。

（4）餐厅日常卫生　餐厅地面、桌面、桌布、墙壁、门窗、餐具、座椅都应洁净，无油污、尘埃、蝇，卫生间、洗手池、痰盂干净无异味，工作人员头发、衣、帽整洁。

（5）餐厅的装修和烘托设施的卫生要求　餐厅的装修装饰材料应是绿色、环保、无毒的；餐厅的灯光应明亮，不用有色光，如红光、蓝光、紫色光，以免使菜肴色调发生改变；餐厅音乐应以轻快抒情的旋律为主，其他烘托设施也应与装修、灯光、音乐一样，以促进客人食欲为原则。

五、餐饮企业外环境卫生

餐饮企业除注意内部卫生外，还应注意周边的卫生，保持周边的净洁，并且有专人负责，随时保持清洁。

知识拓展

《中华人民共和国食品安全法》第二十七条规定

食品生产经营应当符合食品安全标准，并符合下列要求：

（一）具有与生产经营的食品品种、数量相适应的食品原料处理和食品加工、包装、贮存等场所，保持该场所环境整洁，并与有毒、有害场所以及其他污染源保持规定的距离；

（二）具有与生产经营的食品品种、数量相适应的生产经营设备或者设施，有相应的消毒、更衣、盥洗、采光、照明、通风、防腐、防尘、防蝇、防鼠、防虫、洗涤以及处理废水、存放垃圾和废弃物的设备或者设施；

（三）有食品安全专业技术人员、管理人员和保证食品安全的规章制度；

（四）具有合理的设备布局和工艺流程，防止待加工食品与直接入口食品、原料与成品交叉污染，避免食品接触有毒物、不洁物；

（五）餐具、饮具和盛放直接入口食品的容器，使用前应当洗净、消毒，炊具、用具用后应当洗净，保持清洁；

（六）贮存、运输和装卸食品的容器、工具和设备应当安全、无害，保持清洁，防止食品污染，并符合保证食品安全所需的温度等特殊要求，不得将食品与有毒、有害物品一同运输；

（七）直接入口的食品应当有小包装或者使用无毒、清洁的包装材料、餐具；

（八）食品生产经营人员应当保持个人卫生，生产经营食品时，应当将手洗净，穿戴清洁的工作衣、帽；销售无包装的直接入口食品时，应当使用无毒、清洁的售货工具；

（九）用水应当符合国家规定的生活饮用水卫生标准；

（十）使用的洗涤剂、消毒剂应当对人体安全、无害；

（十一）法律、法规规定的其他要求。

任务4 | 饮食行业的卫生安全管理

任务驱动

我国饮食行业中都有哪些卫生安全的管理法规及措施？

知识链接 在我国有许多法律和法规监督和管理食品的生产、加工和销售服务活动，以保证食品的卫生和安全，如《中华人民共和国食品安全法》、《中华人民共和国野生动物保护法》、《中华人民共和国环境保护法》、《中华人民共和国刑法》、《中华人民共和国行政处罚法》，本任务仅介绍食品安全法规。

一、食品安全法

（一）食品安全法概要

《中华人民共和国食品安全法》以下简称《食品安全法》全文共十章一百零四条，自2009年6月1日起施行。该法对法律制定的目的、适用范围、食品安全、食品安全监管体制、法律责任、食品安全权益保障等都作了明确的规定，重要的有以下几个方面。

① 国家实行食品卫生监督制度，并对监督的内容和监督体制作了规定。

② 凡在中华人民共和国领域内从事食品生产经营的，都必须遵守本法。

③ 对违法者（含食品卫生监督人员违法）将受到处罚，直至追究刑事责任。

（二）食品安全法中与餐饮业有关的主要条款

第二十七条：食品生产经营过程必须符合的食品安全要求，共十一款；

第二十八条：禁止生产经营的食品，共十一款；

第二十九条：国家对食品生产经营实行许可制度。从事食品生产、食品流通、餐饮服务，应当依法取得食品生产许可、食品流通许可、餐饮服务许可。

取得食品生产许可的食品生产者在其生产场所销售其生产的食品，不需要取得食品流通的许可；取得餐饮服务许可的餐饮服务提供者在其餐饮服务场所出售其制作加工的食品，不需要取得食品生产和流通的许可；农民个人销售其自产的食用农产品，不需要取得食品流通的许可。

第三十四条：食品生产经营者应当建立并执行从业人员健康管理制度。患有痢疾、伤寒、病毒性肝炎等消化道传染病的人员，以及患有活动性肺结核、化脓性或者渗出性皮肤病等有碍食品安全的疾病的人员，不得从事接触直接入口食品的工作。

食品生产经营人员每年应当进行健康检查，取得健康证明后方可参加工作。

知识拓展

三鹿奶粉事件推动食品安全法重大修改　免检制度被废除

针对“三鹿事件”的发生，全国人大常委会对食品安全法草案重点做了8个方面的修改，以从法律制度上预防和处置这类重大食品安全事故。其中，食品不得实施免检、政府可责令企业召回不合格食品等被列为新增条款。

强化政府召回责任

修改背景：三鹿集团从2008年3月份开始就陆续接到了一些患泌尿系统结石病的消费者投诉，直到9月份才召回部分市场产品、封存还没有出库的产品。

草案规定：食品生产经营者未依照本法规定召回或者停止经营不符合食品安全标准的食品的，县级以上质量监督、工商行政管理部门可以责令其召回或者停止经营。对确认属于被污染的食品及其原料，责令食品生产经营者依据规定予以召回、停止经营并销毁。

废除免检制度

修改背景：三鹿集团曾是国内最大的奶粉生产企业，三鹿奶粉曾是质检总局公布的放心产品之一，也是免检产品。但是这次“三鹿事件”恰恰表明免检并不等于安全，检验手段的失效将带来严重的后果。

草案规定：食品安全监督管理部门对食品不得实施免检，将此前国务院废除免检的措施法制化。

明确监管主体

修改背景：“三鹿事件”发生后，原奶收购环节的“奶站”却不明确归哪个部门监管，奶粉生产源头的监管是一个空白。

草案规定：县级以上地方人民政府统一组织、协调本行政区域的食品安全监督管理工作，对食品安全实行全程监督管理。

加强风险监测评估

修改背景：早在2008年3月，就有消费者向有关部门反映三鹿牌婴幼儿奶粉的质量问题，但直到9月份才当作重大问题处理。

草案修改：国务院农业行政、质量监督、工商行政管理和国家食品药品监督管理等有关部门在获知有关食品安全风险信息后，应当立即向国务院卫生行政部门通报。国务院卫生行政部门在对信息核实后，应当及时调整食品安全风险监测计划。

严控食品添加剂

修改背景：三聚氰胺被不法分子加入到乳制品中，这已成为行业内公开的秘密。

新增规定：食品生产者应当按照食品安全标准关于食品添加剂的品种、使用范围、用量的规定使用食品添加剂，不得在食品生产中使用食品添加剂以外的化学物质或者其他危害人体健康的物质。

二、食品安全法规和管理制度

食品卫生法规和管理制度包含法规、管理办法、标准和规范等，主要有以下几类。

（一）食品卫生法规

食品卫生法规是由国务院制定的行政法规或省、市、自治区人大常委会批准施行的地方性法规，如北京市人大常委会通过的《北京市食品安全条例》，这些法规不得与《宪法》和《食品安全法》相抵触，这种法规的法律效力低于《食品安全法》，高于其他规章制度。

（二）食品安全规章和管理办法

规章和管理办法属政令性质，是国务院卫生行政部门（即中华人民共和国卫生部）或地方人民政府颁布的规章、办法、程序、条例、实施细则，如卫生部制订的《餐饮服务食品安全行政处罚办法》、国家食品药品监督管理局制订的《学生集体用餐食品安全监督办法》等。

三、食品卫生标准

食品卫生标准是指对食品中具有安全、营养和保健功能意义的技术要求及其检验方法和评价规程所作的规定，是分析和判断是否符合有关卫生要求的主要技术手段和依据。有国家、地方、行业和企业四个层次的卫生标准。

四、餐饮企业卫生管理制度

根据国家的卫生法规，各餐饮企业应制定内部的具有可操作性的卫生管理制度，从各个工艺和服务环节都有具体的规定，包括采购、验收、保管、发放、初加工、烹调、保存、服务、清洁等环节，涉及厨房、库房、餐厅、外环境各场所的卫生规定，也涉及从经理到杂工不同人员的具体工作和责任，同时还包括体检、卫生知识教育、卫生检查和相关的奖惩制度。

参考文献

1. 李顺发主编. 烹饪化学. 北京：中国劳动社会保障出版社，2001.
2. 许成主编. 饮食营养与卫生. 北京：中国劳动社会保障出版社，2007.
3. 叶建强主编. 饮食营养与卫生. 北京：中国劳动社会保障出版社，2001.
4. 冯磊主编. 烹饪营养学. 北京：高等教育出版社，2003.
5. 刘国芸主编. 饮食营养与卫生. 北京：中国商业出版社，2000.

★★★ ★★★

饮食营养与卫生安全

（配套练习）

中等职业教育旅游服务类专业教材

ZHONGDENG ZHIYE JIAOYU LÜYOU FUWULEI ZHUANYE JIAOCAI

中国轻工业出版社

模块一　营养学基础知识及其烹饪应用

项目一　营养学基础知识

一、名词解释

1. 必需氨基酸。
2. 非必需氨基酸。
3. 蛋白质互补作用。
4. 基础代谢。
5. 食物特殊动力作用。
6. 消化。

二、填空题

1. 蛋白质组成元素主要有__________、__________、__________、__________四种。
2. 成人所需的必需氨基酸有__________、__________、__________、__________、__________、__________、__________、__________等八种。
3. 根据蛋白质的营养价值高低，可将蛋白质分为__________、__________、__________等三类。
4. 根据脂肪酸的结构，可将它们分为__________、__________两大类。
5. 碳水化合物的供给量一般认为占总能量摄入量的__________。
6. 根据矿物质在人体的含量多少，矿物质可分为__________、__________两大类。
7. 钙是人体中含量最高的无机元素，正常成人体内钙含量为__________，占人体体重的__________，其中__________存在于骨骼和牙齿中。
8. 含碘较丰富的海产品食物主要有__________、__________、__________、__________、__________等。
9. 脂溶性维生素主要有__________、__________、__________和__________。
10. 人体的热能消耗途径主要有__________、__________和__________三个方面。
11. 人体消耗系统包括__________和__________，主要功能是完成食物摄取、消化、营养吸收以及将未消化的残渣排出体外，以维持内环境的相对稳定。

12. 多糖主要包括__________、__________和__________等。
13. 人体缺铁易患___________症，缺乏钙儿童易患___________病，成人易患__________病。
14. __________又称为视黄醇，缺乏时严重者可__________。

三、选择题

1. 组成蛋白质的元素主要有（　）。
A. 碳、氢、氧、氮　　B. 硫、磷、铁、镁
C. 碳、氢、铁、碘　　D. 硫、磷、氧、氮
2. 成人一般蛋白质供热量占膳食总热量的（　）。
A. 20%~30%　　B. 10%~15%
C. 5%~10%　　D. 40%~50%
3. 食物中的单糖主要有（　）。
A. 蔗糖、乳糖、麦芽糖　　B. 糖原、淀粉、麦芽糖
C. 葡萄糖、果糖、半乳糖　　D. 寡糖、糖原、果糖
4. 人体中含有的常量元素是（　）。
A. 铁、碘、锌　　B. 硫、磷、钙
C. 锌、碘、铜　　D. 钾、锰、铁
5. 维生素C又名（　）。
A. 抗坏血酸　　B. 核黄素
C. 硫胺素　　D. 视黄醇
6. 在我国人民的膳食中，80%左右的热能和（　）左右的蛋白质是由谷类提供的。
A. 8%~15%　　B. 50%
C. 20%~30%　　D. 30%~40%
7. 维生素A原胡萝卜素较稳定，一般加水加热时最多损失（　）。
A. 10%　　B. 20%
C. 30%　　D. 40%
8. 人体所需的三大热能营养素（　）、糖和蛋白质。
A. 糖原　　B. 肝淀粉
C. 脂肪　　D. 水
9. 我国由于以植物性食物为主所以成人蛋白质推荐摄入量为（　）。
A. 1.16g/（kg·d）　　B. 1.2g/（kg·d）
C. 0.6g/（kg·d）　　D. 0.8g/（kg·d）
10. 以下（　）是微量元素。
A. 铁　　B. 钙　　C. 磷　　D. 硫

11. 必需脂肪酸是指（　）。

A. 单不饱和脂肪酸　　B. n-3系列脂肪酸

C. n-6系列脂肪酸　　D. 人体不可缺少而体内不能合成的脂肪酸

12. 维持人体基本生命活动的能量消耗是（　）。

A. 体力活动耗能　　B. 基础代谢

C. 非体力活动耗能　　D. 食物热效能耗能

13. 能促进钙吸收的措施是（　）。

A. 常在户外晒太阳　　B. 经常做理疗（热敷）

C. 多吃谷类食物　　D. 多吃蔬菜、水果

14. 具有激素性质的维生素是（　）。

A. 维生素B_1　　B. 维生素B_2

C. 维生素D　　D. 维生素PP

15. 下列关于钙吸收描述正确的是（　）。

A. 草酸盐抑制钙的吸收　　B. 植酸盐促进吸收

C. 糖类抑制吸收　　D. 膳食纤维无影响

16. 1g脂肪在体内氧化能产生（　）kcal的热量。

A. 4　　B. 16.7　　C. 9　　D. 6

17.（　）缺乏可引起坏血病。

A. 维生素B_1　　B. 维生素C　　C. 维生素A　　D. 烟酸

18. 钙是人体内含量最多的一种矿物质，其中99%集中在（　）。

A. 骨骼和牙齿　　B. 软组织和细胞外液

C. 骨骼和软组织　　D. 牙齿和血液

四、判断题

1. 几乎所有的食物中都含有糖分。（　）
2. 双糖是最简单的化合物。（　）
3. 多糖和单糖一样有甜味，溶解于水，形成晶体。（　）
4. 淀粉、糖原、纤维素都属于多糖。（　）
5. 淀粉是由几百到几千个$C_6H_{12}O_6$组成的。（　）
6. 营养素是机体为了维持生存、生长发育、体力活动和健康，以食物的形式摄入的一些需要的物质。（　）
7. 人体所需的营养素具有蛋白质、脂类、碳水化合物、和维生素共四类。（　）
8. 非必需营养素不能在体内合成，必须从食物中获得。（　）
9. 在膳食中所占比重大的营养素成为宏量营养素，如蛋白质、脂类、碳水化合物。（　）

10. 蛋白质的日常摄入量若保持在安全摄入范围内，则发生缺乏和中毒的危险性都很小。 （ ）
11. 脂肪可以在人体缺氧条件下供给能量。 （ ）
12. 肌肉越发达者，活动能量消耗越少。 （ ）
13. 蛋白质按营养价值分为完全蛋白质，半完全蛋白质和不完全蛋白质。 （ ）
14. 钙不参与血凝过程，不具有激活凝血酶原使之变成凝血酶的作用。 （ ）
15. 钙过量不会对机体产生不利的影响。 （ ）
16. 贝壳类海产品、红色肉类和动物内脏是锌的极好来源。 （ ）
17. 维生素通常按溶解介质分为脂溶性和水溶性两大类。 （ ）
18. 维生素A可维持正常视觉功能，维护上皮组织细胞的健康，维持骨骼正常生长发育，促进生长与繁殖。 （ ）
19. 维生素A和胡萝卜素都可溶于脂肪和水。 （ ）
20. 食物中的维生素E对热、光及碱性环境非常敏感，在一般烹调过程中损失很大。 （ ）
21. 维生素B_1为固态，比较稳定，在100℃时也很少被破坏。 （ ）
22. 维生素B_2在碱性溶液中加热不易破坏。 （ ）
23. 膳食纤维可分为可溶性膳食纤维与非可溶性膳食纤维。 （ ）
24. 膳食纤维没有预防胆结石形成的作用。 （ ）
25. 蛋白质含量越高，食物营养价值越高。 （ ）
26. 维生素A对酸、碱、热稳定。 （ ）

五、简答题

1. 什么是营养？什么是营养素？

2. 蛋白质的主要功能是什么？

3. 脂肪的食物来源及供给量是什么？

4. 碳水化合物分哪几类？

5. 矿物质的生理功能是什么？

6. 影响钙吸收的因素是什么？

7. 铁的生理功能是什么？铁缺乏的症状是什么？

8. 维生素的特点是什么？

9. 维生素A的生理功能、缺乏症、食物来源各是什么？

10. 人体热能消耗的途径有哪些？

11. 蛋白质、脂肪、碳水化合物是如何被消化的？

六、补充练习

项目二　各种食物原料的营养价值

一、名词解释

1. 谷类。
2. 水果。
3. 禽蛋。

二、填空题

1. 在我国膳食中__________是膳食热能的主要来源，约提供__________的热能和__________的蛋白质。
2. 谷皮是种子的外层，包括果皮与种皮，又称__________，主要是由__________和__________组成。
3. 谷类的淀粉按其分子结构有__________和__________两种。
4. 淀粉是小麦中主要的__________，淀粉在小麦中所占比例最大，是人体__________的主要来源。
5. 大豆不仅__________含量多，而且__________也高，为__________。
6. 马铃薯营养价值很高，除富含__________外，还含有大量的__________它所含的蛋白质属于__________，能很好地被人体吸收利用。
7. 蔬菜中富含各种矿物质__________等对人体的酸碱平衡起着重要作用。
8. 苹果的主要营养成分为__________、__________和__________等。
9. 肉类可提供多种维生素，是__________的最好来源，尤以瘦肉中__________最高。
10. 矿物质主要存在于__________中，为1.0%~1.5%，蛋黄是__________的极好来源。
11. 鱼类蛋白质含量一般为15%~20%，其蛋白质的__________组成与肉类很接近，属于__________。
12. 白酒的主要成分是__________，根据酒精含量多少，白酒又可分为__________和__________等。

三、选择题

1. 不同种类的食物混合食用，可提高膳食中（　　）。
   A. 蛋白质含量　　B. 蛋白质消化率
   C. 必需氨基酸含量　　D. 蛋白质利用率
2. 绿色、橙黄色蔬菜等较浅色蔬菜富含（　　）。
   A. 碳水化合物　B. 胡萝卜素　C. 蛋白质　D. 纤维素
3. 下列动物性食品中脂肪含量最高的是（　　）。
   A. 猪肉　B. 牛肉　C. 鸡　D. 鱼
4. 膳食中碱性物质的主要来源是（　　）。
   A. 蔬菜　B. 米饭　C. 面粉　D. 肉类
5. 膳食中优质蛋白质主要来自动物性食品和（　　）。
   A. 大米　B. 玉米　C. 土豆及豆制品　D. 面粉
6. 谷类中的碳水化合物主要是（　　）。
   A. 葡萄糖　B. 纤维素　C. 淀粉　D. 果糖
7. 下列属于高钙的食物是（　　）。
   A. 禽肉类　B. 蛋类　C. 奶类　D. 大米
8. 下列有关谷类的描述错误的是（　　）。
   A. 谷类蛋白质中缺乏亮氨酸、异亮氨酸
   B. 维生素大部分集中在胚芽和糊粉层中
   C. 过分加工使维生素、脂肪丢失严重
   D. 谷类不是铁的良好来源
9. 人体能量的主要食物来源是（　　）。
   A. 谷类　B. 肉类　C. 蛋类　D. 奶类
10. 生物学价值最高的蛋白质存在于下列哪类食物中（　　）。
   A. 谷类　B. 肉类　C. 蛋类　D. 奶类
11. 钙的最好食物来源是（　　）。
   A. 谷类　B. 肉类　C. 蛋类　D. 奶类
12. 维生素A在下列食物中含量最丰富的是（　　）。
   A. 豆制品　B. 蔬菜　C. 牛奶　D. 猪肝
13. 有助于预防缺铁性贫血的食物是（　　）。
   A. 牛奶　B. 鸡蛋　C. 精粉　D. 动物内脏
14. 牛奶中碳水化合物的存在形式为（　　）。
   A. 葡萄糖　B. 糖原　C. 半乳糖　D. 乳糖
15. 下列甜味品中（　　）的营养价值最高。
   A. 蔗糖　B. 糖精　C. 蜂蜜　D. 麦芽糖

16. 海带中含量最多的是（　）。

A. 铁　　B. 糖　　C. 碘　　D. 磷

17. 在（　）中含有的饱和脂肪酸最多。

A. 奶油　　B. 猪油　　C. 羊油　　D. 橘子油

18. 最稳定的维生素是（　）。

A. 维生素A　　B. 维生素D　　C. 维生素B　　D. 烟酸

四、判断题

1. 糊粉层位于谷皮下层，由厚壁细胞组成。（　）
2. 谷类蛋白质含量为8%~15%。（　）
3. 每500g糙米中含维生素B_1 120mg。（　）
4. 谷类在储存期间的无机盐含量不会改变。（　）
5. 吃法适宜，大豆蛋白质的消化率为92%~96%。（　）
6. 蔬菜的含水量为70%。（　）
7. 白菜含有丰富的维生素C及钙、磷。（　）
8. 绿颜色蔬菜在后熟过程中颜色发生的变化是绿色衰退和白色增强。（　）
9. 植物性原料中的鞣酸和碳水化合物与铁离子发生酶促褐变形成黑褐色物质。（　）
10. 含有支链淀粉相对较多的食物糊化之后黏度最小，凝聚力最差。（　）
11. 蔬菜水果在后熟过程中口味的变化是鞣质的涩味减弱，有机酸的酸味增强，口感变软发脆。（　）
12. 植物性原料呼吸的基础物质是葡萄糖、酒精和氧气。（　）
13. 最容易发生萌发的原料品种是根茎类和茄果类蔬菜。（　）
14. 玉米中碳水化合物含量高于大米。（　）
15. 谷类是中国居民膳食中维生素B_1的主要来源。（　）
16. 谷类的维生素主要存在于胚乳中。（　）
17. 杂豆蛋白质含量高于大豆。（　）
18. 栗子、莲子属于油脂类坚果。（　）

五、简答题

1. 简单说明谷类的营养价值？

2. 简单说明豆类的营养价值？

3. 简单说明蔬菜的营养价值？

4. 简单说明畜、禽肉原料的营养价值？

5. 简单说明禽蛋的营养价值？

6. 鱼类的主要营养价值是什么？

7. 为什么植物油比动物脂易于消化和吸收？

8. 黄酒的营养特点是什么？

六、补充练习

项目三　合理营养

一、名词解释

1. 合理烹调。
2. 食品营养强化。

二、填空题

1. 科学的烹调方法一方面可以提高菜肴的感官质量，另一方面可__________，从而最大限度的保留原料内的营养物质。
2. 焯水时应水量足、__________，不应__________。
3. 目前，我国批准使用的营养强化剂有__________种。

三、选择题

1. 洗涤原料时，用水反复冲洗或用力搓洗会造成（　）营养素的流失。
   A. 水溶性维生素　　B. 纤维素
   C. 脂溶性维生素　　D. 维生素
2. 用旺火炒制蔬菜，可使蔬菜中的维生素C保存率达（　）。
   A. 50%~80%　　B. 60%~90%
   C. 50%~60%　　D. 70%~80%
3. 母乳是（　）个月婴儿的最良好的食物。
   A. 5~8个月　　B. 4~6个月　　C. 12个月　　D. 7~9个月
4. 食品中维生素C的平均保存率为（　）。
   A. 90%　　B. 80%　　C. 84.7%　　D. 80.5%
5. 老年人不宜多食的食物是（　）。
   A. 牛奶　　B. 肝脏　　C. 蔬菜　　D. 水果
6. 食物在烹饪加工时，其中的维生素最易损失的是（　）。
   A. 维生素B_1　　B. 维生素B_2　　C. 维生素C　　D. 维生素E
7. 烹调好的蔬菜再回锅加热，损失最大的是（　）。
   A. 蛋白质　　B. 脂肪　　C. 维生素　　D. 碳水化合物

8. 下列烹调方法中，能使维生素损失较少的是（　）。
   A. 炸　　B. 炒　　C. 烤　　D. 熏

四、判断题

1. 烹调蔬菜时，适量加醋能减少维生素的损失，特别是维生素A。（　）
2. 上浆挂糊可以使原料在高温加热时免受破坏。（　）
3. 蔬菜中的维生素遇热易被破坏，加热时间越长，维生素损失越多。（　）
4. 旺火急炒时，加盐不宜过早，应在菜肴八成熟时加入。（　）
5. 强化食品可以补充人们的营养素摄入不足问题，应多多益善。（　）

五、简答题

1. 合理烹调的意义是什么？

2. 合理烹调的方法是什么？

3. 营养强化的意义是什么？

4. 营养强化的基本要求是什么？

六、补充练习

项目四　平衡膳食与营养食谱设计

一、名词解释

1. 平衡膳食。
2. 膳食指南。

二、填空题

1. 我国居民每人每天食盐摄入量平均__________，这与世界卫生组织在关于防治高血压、冠心病的建议中提出的每人每天食盐摄入量__________以下的标准相差太远。
2. __________中国营养学会通过了“中国居民膳食指南”。
3. 红黄色水果如鲜枣、柑橘、柿子和杏等是__________和__________的良好来源。
4. 薯类含有丰富的__________、__________以及多种__________、__________。
5. 对于成人来说，蛋白质供给量一般为总热能的__________、脂肪__________、碳水化合物__________。

三、选择题

1. 下列编制食谱的原则中，哪项是不正确的（　）。
   A. 尽量采用多种多样的食物　　B. 尽量采用全国各地生产的食物
   C. 考虑进餐者的社会经济状况　　D. 考虑宗教信仰因素
2. 最新的中国居民膳食指南是（　）年颁布的。
   A. 1997　　B. 1999　　C. 2007　　D. 2005
3. 2007年颁布的《中国居民膳食指南》包括（　）条内容。
   A. 7　　B. 8　　C. 9　　D. 10
4. （　）是中国传统膳食的主体，也是人体能量的主要来源。
   A. 蔬菜　　B. 水果　　C. 谷类　　D. 肉类
5. 《中国居民膳食指南》建议每人每天食盐的摄入量以不超过（　）g为宜。
   A. 3　　B. 4　　C. 5　　D. 6
6. 减少烹调油用量是指每天烹调用油摄入量不超过（　）。
   A. 60g或85g　　B. 45g或60g　　C. 30g或45g　　D. 25g或30g

7. 关于平衡膳食宝塔的说法，不正确的是（　）。
   A. 平衡膳食宝塔共六层，包括了人们每天应吃的主要食物种类
   B. 宝塔中提出了油脂类和食糖的建议摄入量
   C. 宝塔建议的各类食物的摄入量一般是指食物的生重
   D. 蔬菜和水果居宝塔的第二层

四、判断题

1. 我国的膳食结构属于以植物性食品为主，动物性食品为辅的膳食类型。（　）
2. 成人每天摄入蔬菜300~500g是适宜的。（　）
3. 1岁以内的小儿母乳喂养每日每千克体重需供给蛋白质2.0~2.5g。（　）

五、简答题

1. 我国居民膳食结构的特点是什么？

2. 中国居民膳食指南的主要内容是什么？

3. 膳食平衡宝塔的内容是什么？

4. 营养食品设计的原则是什么？

5. 营养食谱设计的方法是什么？

六、补充练习

模块二　食品卫生学基础知识及其烹饪应用

项目五　食品卫生学基础知识

一、名词解释

1. 微生物。
2. 食品的腐败变质。
3. 食品污染。

二、填空题

1. 根据现代生物学特点，微生物按有无细胞核可分为__________、__________、__________。
2. 一般来说，微生物在-10~95℃的温度范围内均可生长，根据微生物最适生长温度可分为__________、__________、__________。
3. 根据微生物与氧气的关系可分为__________、__________和__________。
4. 食品腐败变质的现象主要有__________、__________、__________、__________、__________、__________、__________。
5. 感官鉴定就是利用人们的眼、耳、鼻、舌、手等感觉器官来对食品的__________、__________、__________、__________以及食品的老嫩软糯等方面是否发生改变的一种鉴定方法。
6. 食品腐败变质的控制方法有__________、__________、__________、__________、__________、__________。
7. 工业“三废”是指__________、__________、__________。

三、选择题

1. 嗜冷微生物生长温度在（　），主要分布于水和冷藏食品中。

   A. 10~30℃　　B. -10~30℃

   C. -20~10℃　　D. 15~20℃

2. 微生物是指小于（　）的任何生物。

A. 0.1cm　B. 0.1mm　C. 0.1m　D. 0.1km

3. 微生物的生长离不开水分，存在于食品中的水分有（　）两种状态。

A. 正离子水和负离子水　B. 游离水和结合水

C. 结合水和束缚水　D. 自由水和游离水

4. 冷藏贮存一般适宜于（　）的温度。

A. 0~10℃　B. 4~8℃　C. 1~4℃　D. 0℃

四、判断题

1. 微生物属于比较原始的生物。（　）
2. 微生物分布广，分布的密度也一样。（　）
3. 微生物对烹饪都有危害。（　）
4. 人们常说的“哈喇味”是由于腐败产生的。（　）
5. 日常生活中，食品腐败变质的鉴定主要是理化鉴定。（　）
6. 控制渗透压的主要方法有盐腌、糖渍和酸渍。（　）
7. 污染物按其污染的来源主要有生物性污染、化学性污染和放射性污染。（　）

五、简答题

1. 微生物的特点是什么？

2. 影响微生物生长的因素是什么？

3. 食品腐败变质的饮食是什么？

4. 简述食品腐败变质的现象?

5. 怎样对腐败变质的食品进行鉴定?

6. 怎样对腐败变质的食品进行控制?

7. 食品污染的危害是什么?

8. 怎样对食品污染的因素进行控制?

六、补充练习

项目六　食源性疾病及其预防

一、名词解释

1. 食物中毒。
2. 细菌性食物中毒。
3. 食物过敏。

二、填空题

1. 食物中毒致病物质的不同，可分为__________、__________、__________、__________、__________等。
2. 细菌性食物中毒通常分为__________、__________、__________。
3. 河豚的肝、脾、肾、卵巢和皮肤及血液都含有毒素，一般以__________最毒，肝脏次之。
4. 马铃薯含有__________毒素，尤其是__________部分含量高。
5. __________是目前国际上公认的化学致癌物中最强的物质之一。
6. 细菌性食物中毒多发生在__________季。

三、判断题

1. 食物中沙门菌属中毒潜伏期约12~24h。（　）
2. 大肠杆菌主要在土壤污水中。（　）
3. 河豚鱼中毒主要由河豚毒素和河豚酸引起的。（　）
4. 鱼类中毒是组胺。（　）
5. 我国的肉毒鱼类约有30多种。（　）
6. 食用果仁中含有氰苷。（　）
7. 四季豆中毒的物质有两种，一种皂毒，一种豆毒。（　）
8. 病毒性肝炎有甲型肝炎、乙型肝炎。（　）

四、简答题

1. 食物中毒发生的原因是什么？

2. 食物中毒的基本特点是什么？

3. 一般容易导致过敏的食物有哪些？

五、补充练习

项目七　饮食卫生与安全管理

一、填空题

1. 餐具洗涤要实行__________、__________、__________分池进行。
2. 厨房下水管道径应比普通房屋或住宅下水管径粗，根据企业规模，可达__________。

二、简答题

1. 厨师的卫生与安全要求是什么？

2. 服务员的卫生与安全要求是什么？

3. 餐具应如何进行洗涤和消毒？

4. 餐饮企业选址有何卫生要求？

5. 厨房建筑设计的卫生要求是什么?

6. 厨房设施的卫生要求是什么?

三、补充练习